儿童身体认知奥秘漫画

U0679731

日夜工作的 肠胃、骨骼与肌肉

智慧鸟 编绘

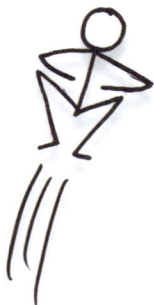

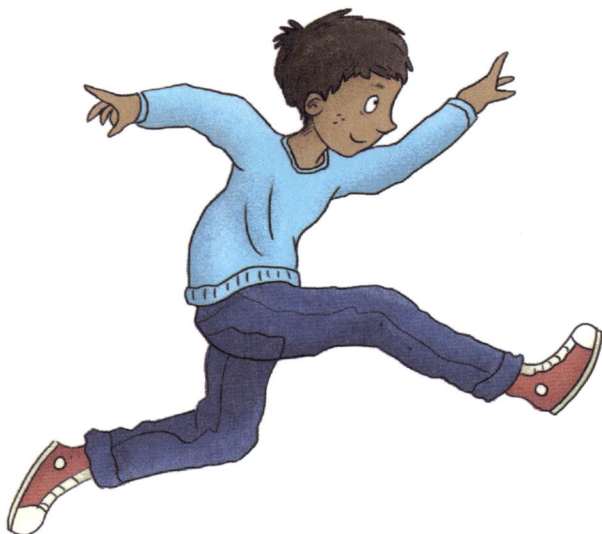

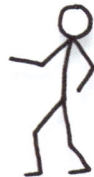

北方妇女儿童出版社
·长春·

目录

第一章 咕噜作响的肠胃

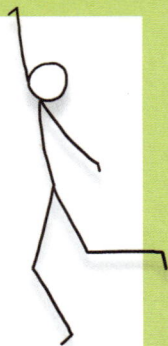

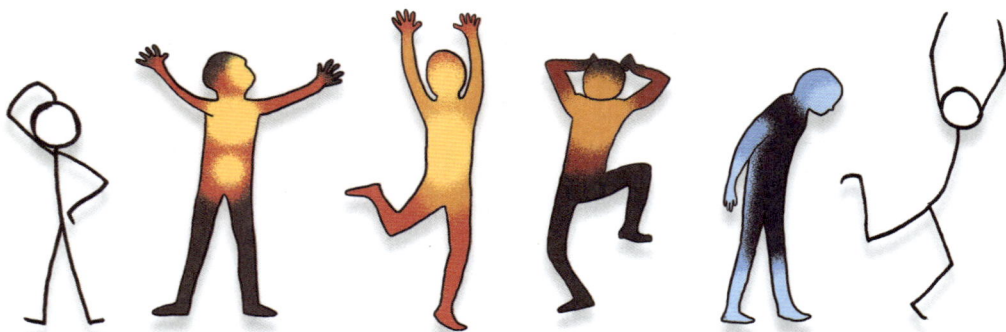

第二章 坚实的骨骼和肌肉

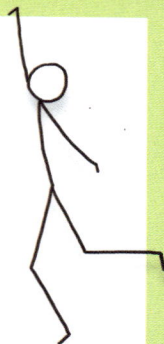

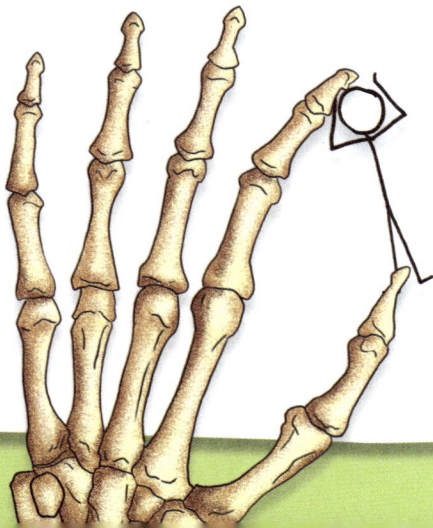

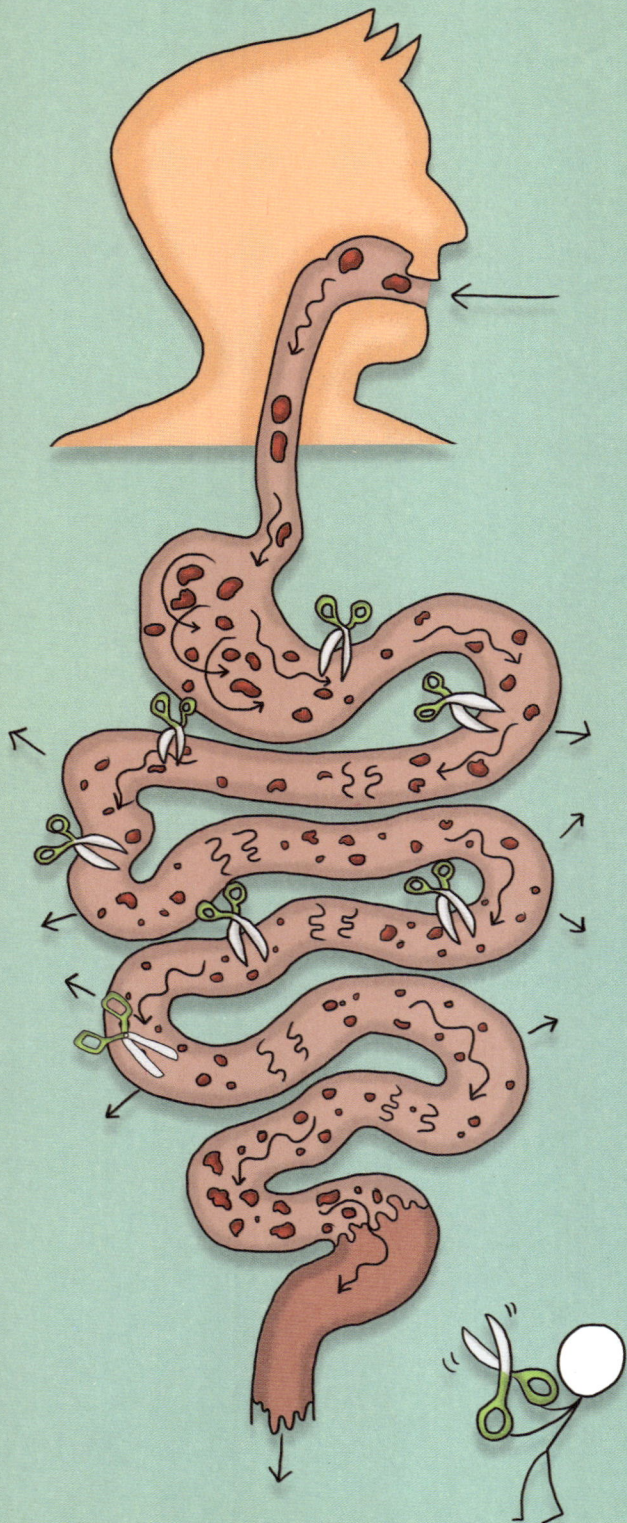

咕噜作响的肠胃

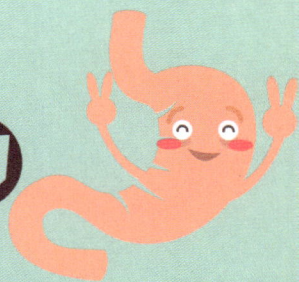

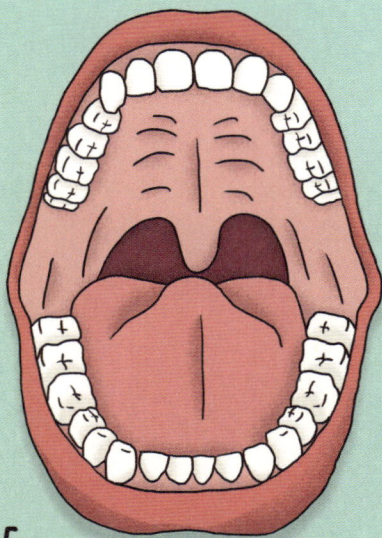

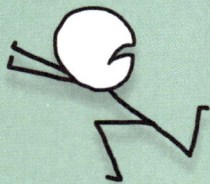

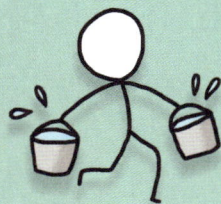

引言

吃饭能让你获得持续的燃料和物质供应，从而保持身体功能的运转。然而，进入肠胃的食物都是大块的。这就是消化系统要发挥作用的地方。你的消化系统是一座惊人的化学炼油厂，是它最初将食物分解为身体所需的化学物质，然后把它们都吸收到血液里，分配至身体各处。

大餐

每年，一个普通的美国人要吃掉大约 500 千克的食物，足以装满一辆小型厢式货车的后备箱。通常来说，美国人平均要吃掉 34 千克红肉（包括牛肉、猪肉和羊肉）和 24 千克家禽肉（如鸡肉和火鸡肉）。所以，每年美国人总共要吃掉近 200 万千克肉，相当于 1600 亿个 112 克重的汉堡。

纽约

3941 千米

洛杉矶

如果美国人每年吃掉的所有红肉都是牛肉，把这些牛从头到尾连接成一条持续的直线，能从东海岸的纽约市排到西海岸的洛杉矶市，再返回，足有 9 趟之多。

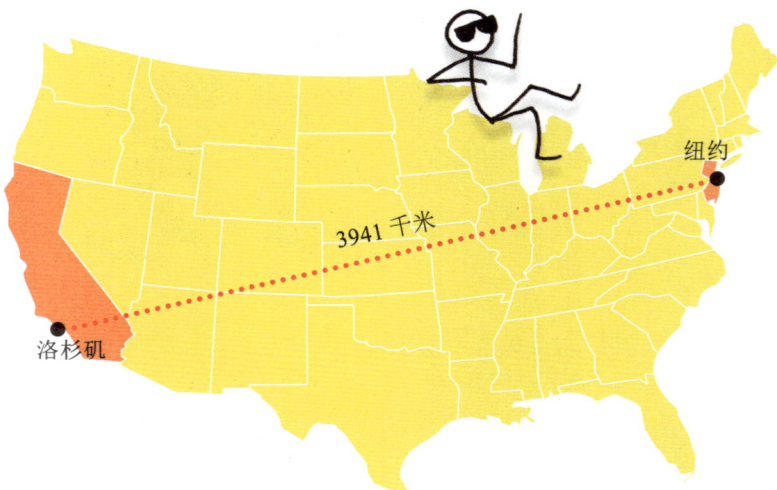

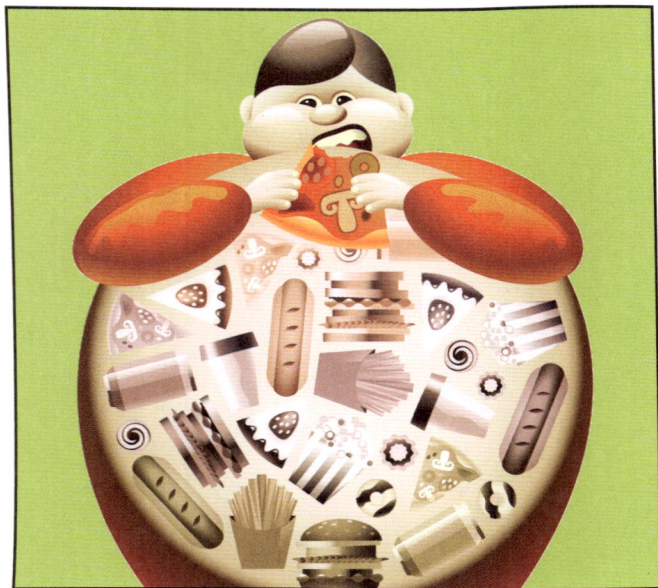

吃得太饱了

在过去的五十年里，有越来越多的人一直是吃得太多，而运动量太少。因此，到了现在，超重的人比以往任何时候都多。世界卫生组织（WHO）将那些极度超重的人描述为"肥胖症患者"，全世界有约 10 亿人属于肥胖症。肥胖会造成心脏病和糖尿病等诸多健康问题。

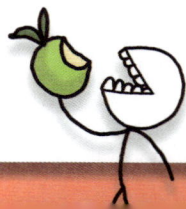

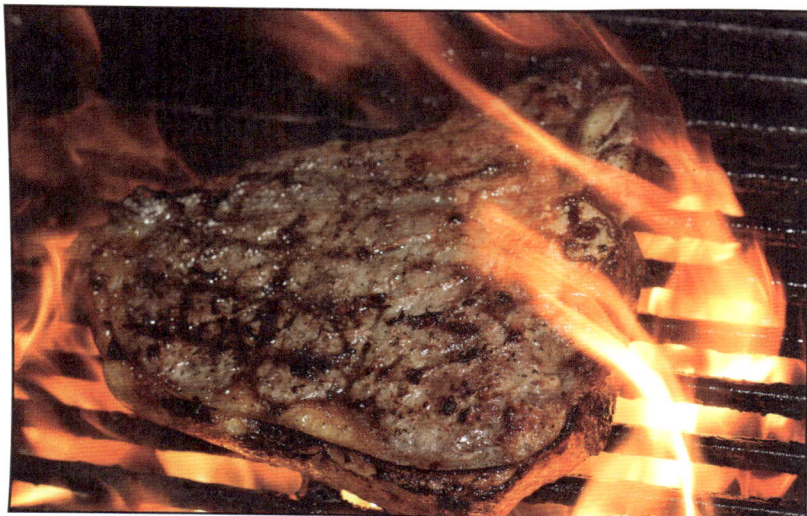

烹饪

人类是唯一能烹饪食物的动物。与其他猿类一样，我们不能真正消化掉太多的生肉。烹饪能让肉变软，我们就能吃下去，消化掉几乎任何肉食。肉含有大量的蛋白质，一些科学家认为，把肉煮熟了再吃的方法才让人类拥有了聪明的大脑。

主食

尽管我们人类的食物范围比其他动物广泛的多，但我们仍然要依赖于一些范围较小的简单、基础的食物，它们被称为"主食"。常见的主食包括玉米、小麦和大米，它们对于给予人类生命的能量起到了至关重要的作用。令人惊奇的是，人类所种植的 15 种作物就提供了全世界能量需求的 90%。

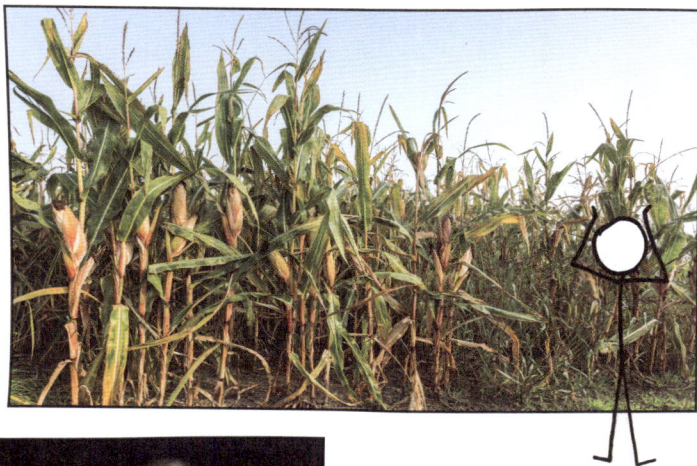

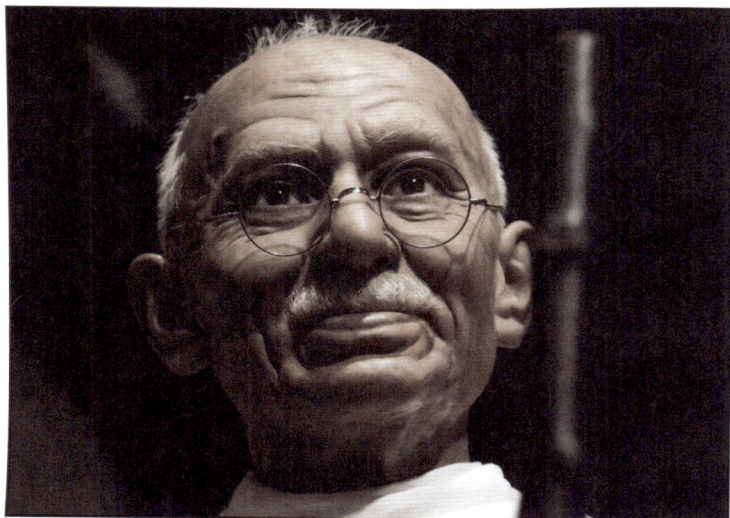

禁食

尽管在没有水时，没有人能活几天；但在没有食物的情况下，人们可以存活数周，甚至更长的时间。印度民族解放运动的领导人圣雄甘地在没有食物的情况下存活了 21 天，以示抗议。然而，饿着肚子不吃饭，或只吃劣质食品，会让人生病。

身体的燃料

食物是保持身体各项功能运转的燃料。它还提供了身体用于生长和修复的良好材料。有些动物只吃肉，有些动物只吃植物。然而，我们人类的食物范围较为广泛：为保持健康，我们需要从不同的食物中获取平衡的营养成分。

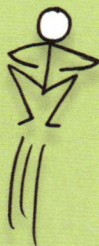

碳水化合物

它是头号的能源燃料。碳水化合物是不同种类的糖和淀粉，它们是由碳、氢和氧的大分子构成的。碳水化合物在人体中转为葡萄糖，细胞将葡萄糖作为燃料，或暂时以肝糖原的形式储存在肝脏和肌肉中。

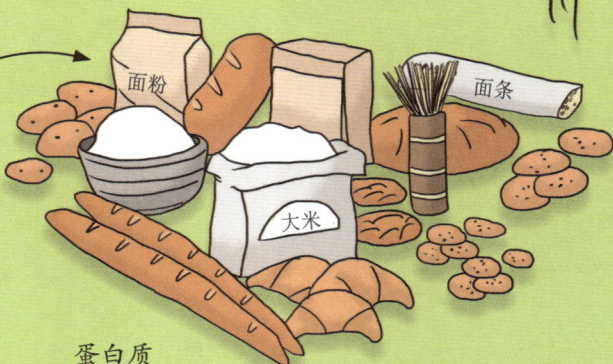

面粉

面条

大米

蛋白质

蛋白质构成了身体中几乎所有的组织和器官。它们是由 20 种不同的氨基酸组合而成的。人体可以自行制造其中的 12 种，但它还需要从食物中获取其他氨基酸来修复受损的旧细胞和生成新细胞。

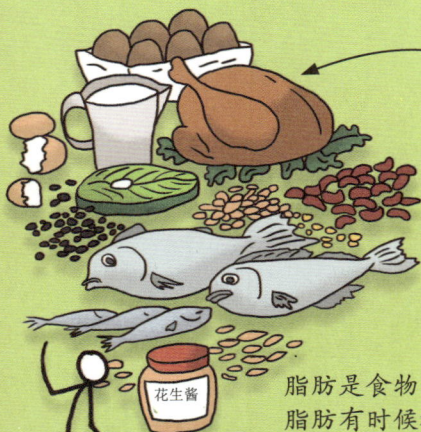

花生酱

油

脂肪

脂肪是食物中的油腻部分，它无法溶解于水。脂肪有时候被称为脂质。有些脂肪呈固态，如奶酪和肉中的脂肪；有些脂肪呈液态，如橄榄油。与碳水化合物一样，脂肪也用于能量；但身体存储脂肪是以备将来使用，而非立即使用。

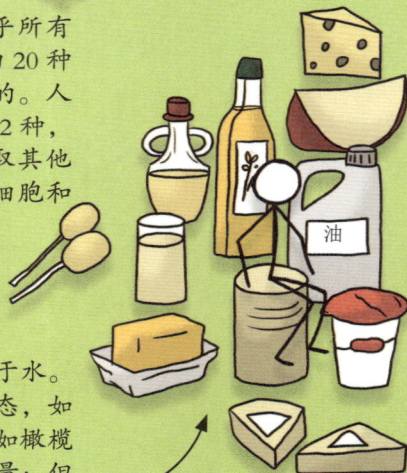

数量和质量

平均来看，在全世界范围内，一个普通人每天要吃掉 2870 千卡的热量，美国人则高达 3640 千卡；后者的食物包括比例较高的糖、脂肪和乳制品。

世界范围内普通人的饮食

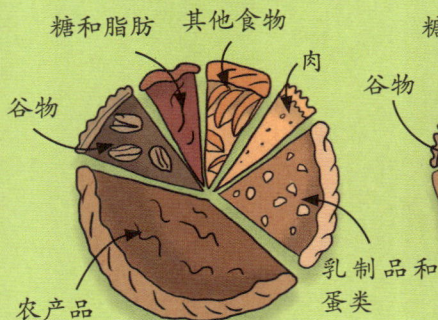

糖和脂肪　其他食物

谷物　　　　　　　　肉

　　　　　　　　　乳制品和蛋类

农产品

普通美国人的饮食

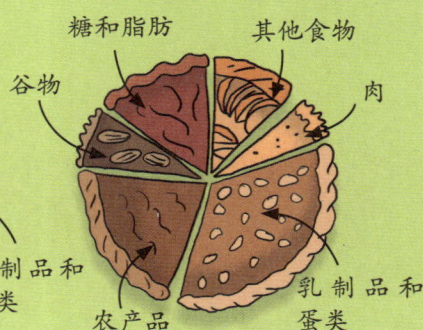

糖和脂肪　其他食物

谷物　　　　　　　　肉

　　　　　　　　　乳制品和蛋类

农产品

维生素

饮食中最大的部分就是碳水化合物。然而，你也需要微量的化学物质（如维生素），因为人体自身无法生成它们。维生素被从 A 到 K 的字母编好了顺序，每种维生素都各司其职。例如，维生素 D 对骨骼健康至关重要，而维生素 A 对细胞生长必不可少。每种维生素都存在于特定的食物之中。

矿物质

你的身体也需要矿物质。盐能保持水分的正确含量，并帮助神经工作。你需要钙来构建骨骼，需要铁来制造红血球。你还需要碘和钾，以及少量的其他矿物质。

粗糙的食物

纤维素是植物中坚韧的纤维，肠道无法将其分解。然而，即使你无法消化它们，人体也需要这种纤维（也被称为粗粮）。它能锻炼肠壁的肌肉并保持其健康。

能量

科学家用千焦耳或千卡来测量某种活动所使用的能量。如果一个普通人在一整天内静坐 24 小时，会用掉约 7000 千焦耳或 1700 千卡的能量。然而，当你从事比较艰苦的锻炼时，能量消耗量就会增倍。

热量消耗

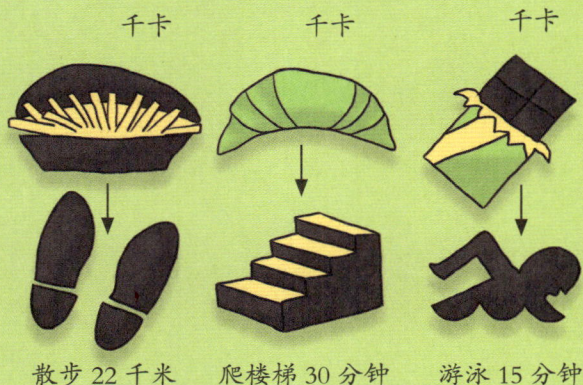

千卡　　　　千卡　　　　千卡

散步 22 千米　　爬楼梯 30 分钟　　游泳 15 分钟

食品浪费

你的身体仔细地从食物中提取每一种有用物质。然而，有很多食物在到达你嘴之前就被浪费掉了。在全世界范围内，每年生产出来的所有食物中有约 1/3 的部分被扔掉了。如果被浪费的食物中有 1/4 的部分得以挽救，就能养活 8.7 亿饥饿的人群。

吃饭

就像机器，身体需要燃料才能运转，这就是你为什么要吃饭的原因。食物是你身体的主要能量来源，它还能提供许多其他重要的营养物质。然而，食物中的材料很少呈现为你身体需要的形式。因此，每次你吃饭的时候，一座惊人的化学加工厂就开始在你体内开始工作了。

嘴的力量

食物一进入嘴里，人体对食物的加工处理过程就开始了。你的牙齿粉碎和分散开了食物。唾液中含有的强效化学物质被称为酶，其中的一种是唾液酶，它能将食物软化。咀嚼和唾液一起将食物转变为软浆。

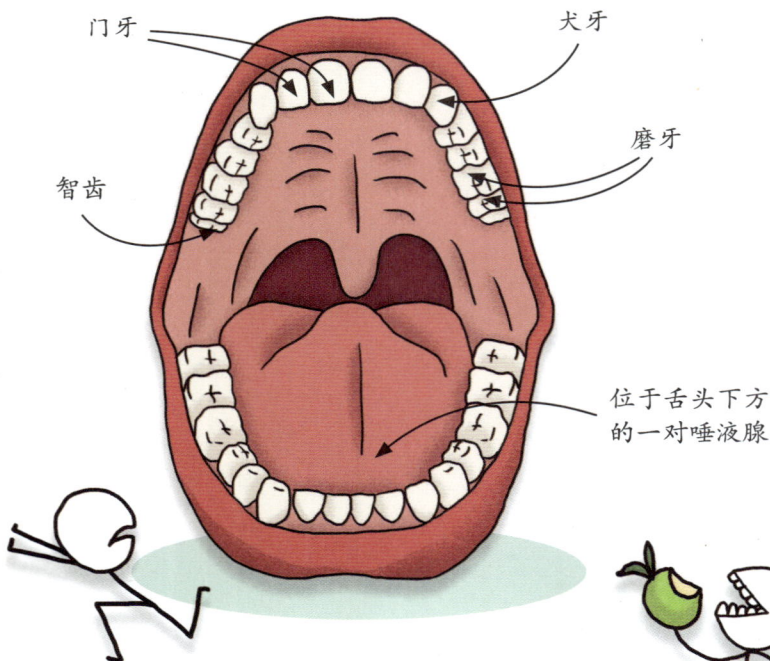

门牙

犬牙

磨牙

智齿

位于舌头下方的一对唾液腺

食道（通往胃部的管道）通常会被一圈肌肉（括约肌）所阻断，从而让空气经由喉咙进入肺

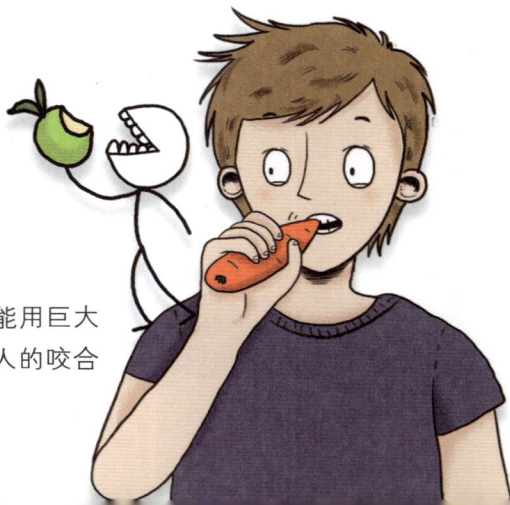

咬合

下颚肌肉是身体中最强有力的肌肉部位。它能用巨大的力量将牙齿咬合在一起。虽然没有鲨鱼那样惊人的咬合力，但你仍然能狠咬食物一口。

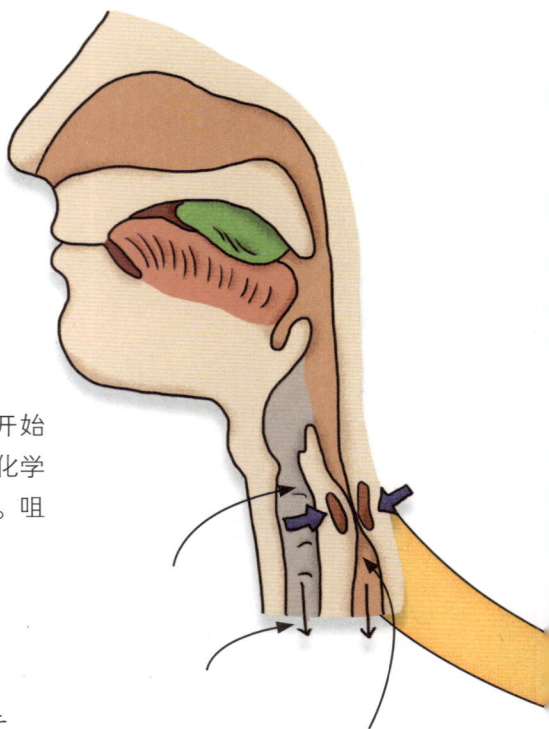

食物下咽的过程

牙齿和唾液将食物转换为小而圆的丸块儿（稀烂的软球），做好了让你吞咽下去的准备。当然，喉咙也是肺部的通道。因此，你口腔中的食物必须直接进入胃里，这样才不会使你窒息。

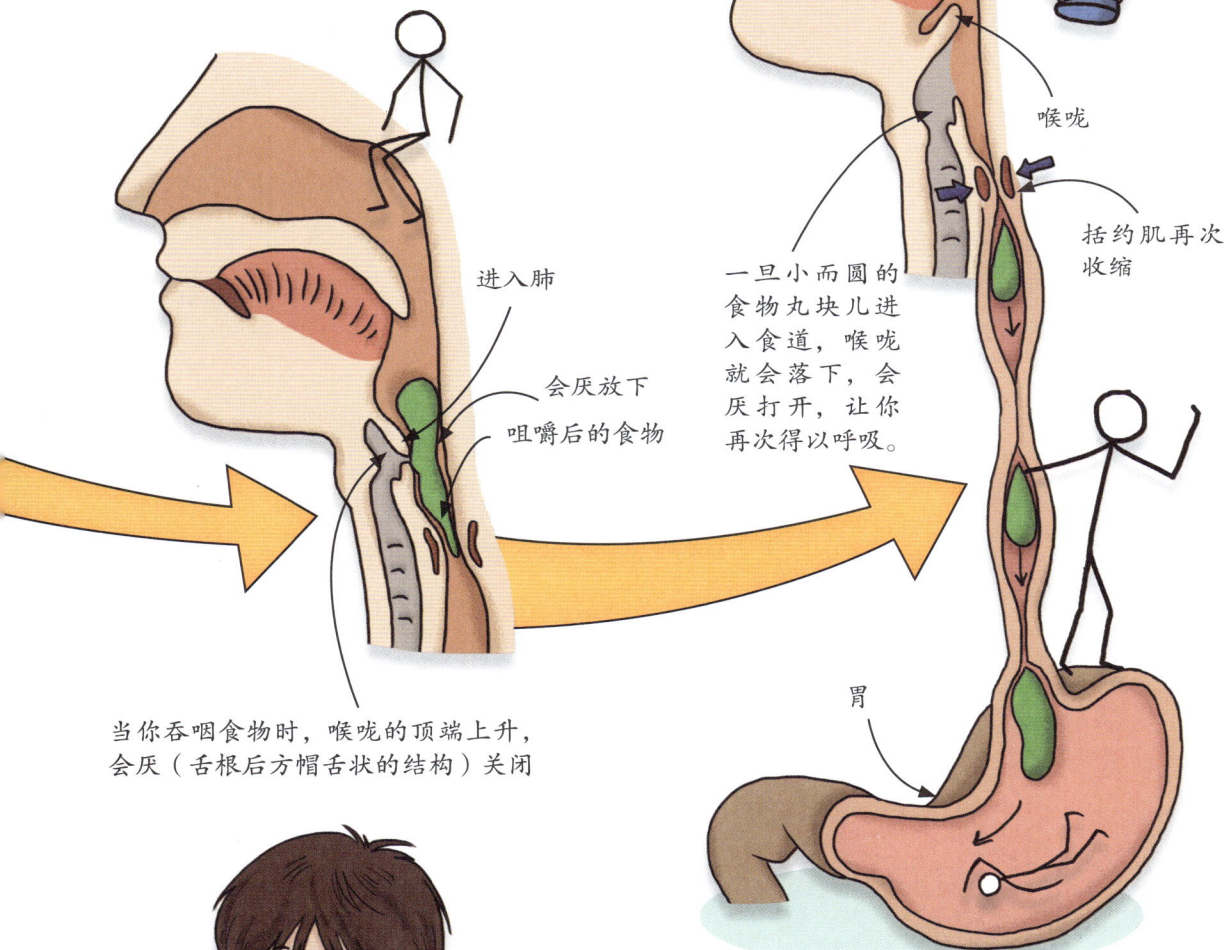

进入肺

会厌放下

咀嚼后的食物

当你吞咽食物时，喉咙的顶端上升，会厌（舌根后方帽舌状的结构）关闭

一旦小而圆的食物丸块儿进入食道，喉咙就会落下，会厌打开，让你再次得以呼吸。

喉咙

括约肌再次收缩

胃

吮吸

将液体经由吸管向上吸起的秘密是气压。嘴唇封闭了吸管中的空气。为了喝水，你要给肺部充气。这就为吸管和肺中的空气创造出了更大的空间，降低了气压。吸管内的空气压力现在要低于饮料表面的空气压力，这就推动饮料沿着吸管向上进入口腔。

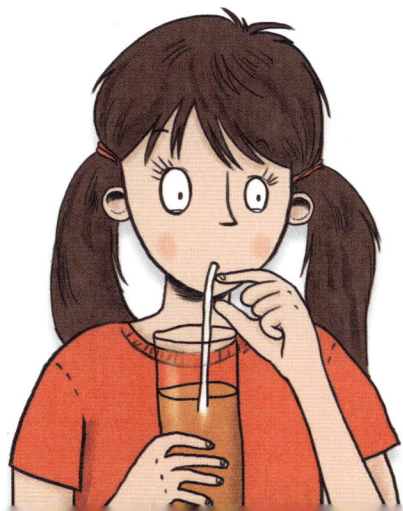

食物粉碎器

食物在被吞咽下之后，迅速下滑到胃里。这就是食物加工处理过程立即开始的地方。进入胃里的食物实际上只是得到了粗糙的消化。它会受到胃酸和酶的侵袭，并被挤压的肌肉打碎成糨糊状。

在食品粉碎机内部

胃把食物储存下来之后，就会让它逐渐进入消化系统的下一阶段。然而，胃并不仅仅是一个袋子，它有强壮的肌肉壁。一旦食物进入胃，肌肉就开始挤压和放松，把食物捣成软糨（食糜，或称半流体的食物，即食物经胃液消化后变成的糨状物）。与此同时，食物受到胃酸和胃液中胃蛋白酶的攻击。

三层肌肉在不同的方向上挤压；在顶端，它们是纵向运动的

括约肌打开，让来自于食道的食物进入胃，然后迅速在它后方关闭

环肌

胃的底部或上部盛放从食物中脱离出来的气体

幽门括约肌打开和闭合，就像是一个袋子颈部的橡胶圈；它让食物一点一点地进入小肠

幽门或胃的下部把它连接到小肠

斜肌

十二指肠，小肠的第一部分

胃是个可充气的袋子

当你的胃是空的时候，它就像是一个扁平的气球，只能盛放很少的东西。然而，一旦食物进入，胃就开始膨胀。胃能膨胀到多大取决于你的年龄。当你刚出生时，胃大不过一颗草莓。然而，当你长大成人后，胃能扩张到甜瓜那么大。

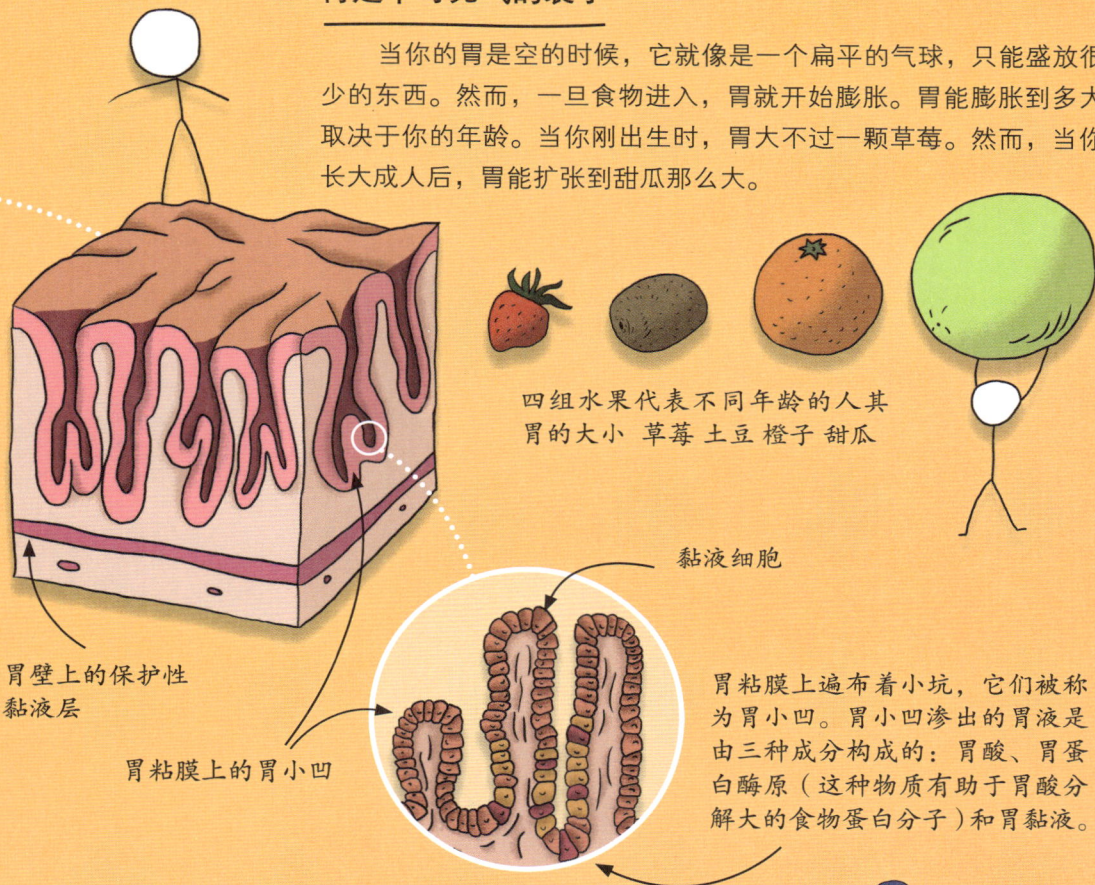

四组水果代表不同年龄的人其胃的大小 草莓 土豆 橙子 甜瓜

黏液细胞

胃壁上的保护性黏液层

胃粘膜上的胃小凹

胃粘膜上遍布着小坑，它们被称为胃小凹。胃小凹渗出的胃液是由三种成分构成的：胃酸、胃蛋白酶原（这种物质有助于胃酸分解大的食物蛋白分子）和胃黏液。

胃酸的腐蚀

胃酸的酸性相当强，足以溶解金属。它是钾、氯化钠和盐酸的混合物。胃酸的酸性是如此之强，以至于如果把它储存在一个瓶子里，需要贴上安全警告标识。这就是为什么胃壁需要由超厚的细胞粘膜和一层黏液来保护的原因。

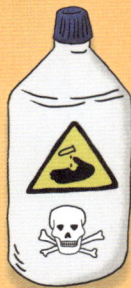

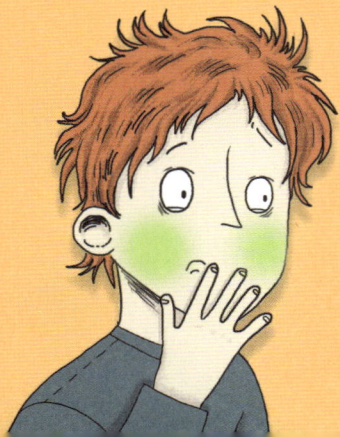

吃得不舒服就会呕吐

你吃下去的食物并不总是能停留在胃里。如果大脑中的呕吐中枢从肠道中获得了"发生了不对劲的事情"的信息，它就会向胃发送信号，将食物呕吐出来。阻断肠胃的环肌突然间敞开，腹部肌肉挤压；肠胃中令人不适的食物就翻腾出来了，好恶心！

肠道

在食物被转化为食糜之后，它们就会从胃进入肠道。

胰腺

十二指肠：食物能量的分解始于此处，胰腺中渗出的化学物质帮助了这一过程

小肠：一条足有 7 米的隧道

小肠和大肠

肠道分为两个部分：较窄的小肠是食物消化和吸收的部位，较宽的大肠是未消化的食物得以晾干并准备送出身体的部位。为了执行所有任务，肠道必须是难以置信的长，因此它要在腹部里面反复的折叠。

结肠：大肠的第一部分；在这里，水从食物废渣中被吸出

回肠：被分解的食物分子从肠壁渗透进入血液，然后送往肝脏，做进一步处理

直肠：肠道的最末端，黏液被加入食物废渣中，帮助它向下滑动，通过肛门排出

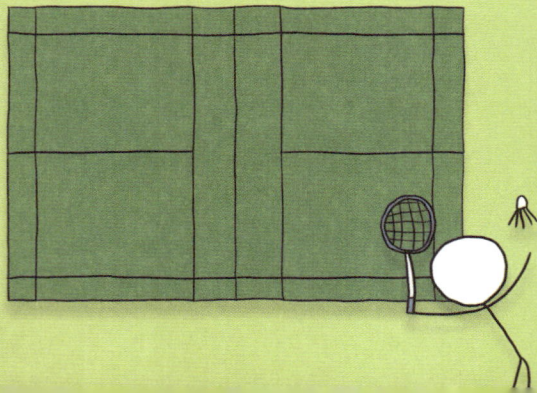

巨大的肠道

肠道需要一块巨大的区域来一点一滴的吸收食物，所以它的表面积非常庞大。虽然对它的估计值各不相同，但大部分科学家同意，如果把肠道平摊开，它能覆盖一个整个的羽毛球场。

美食家的手指

数十亿个微小的食物分子被肠道吸收，所以肠道内膜上覆盖着数十万个手指状的突起物，它被称为绒毛。肠道表面积增加得越多，食物吸收就能在更广阔的面积上展开。

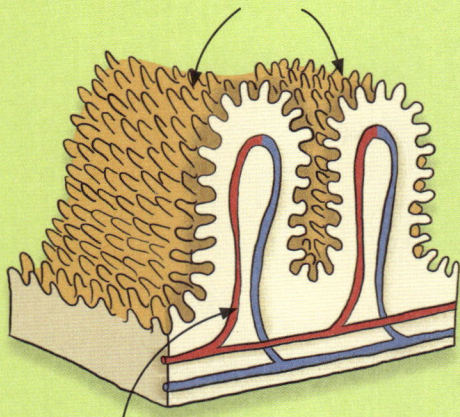

肠壁中的血管

肌肉收缩

食糜

食物的移动

食物借助肠壁上的肌肉在肠道内移动，这个过程被称为蠕动。食糜后方的环肌大幅度收缩，而食糜前方的肌肉放松。因此，当肠壁肌肉以波浪式的形式蠕动时，食糜就能缓慢的向前移动。

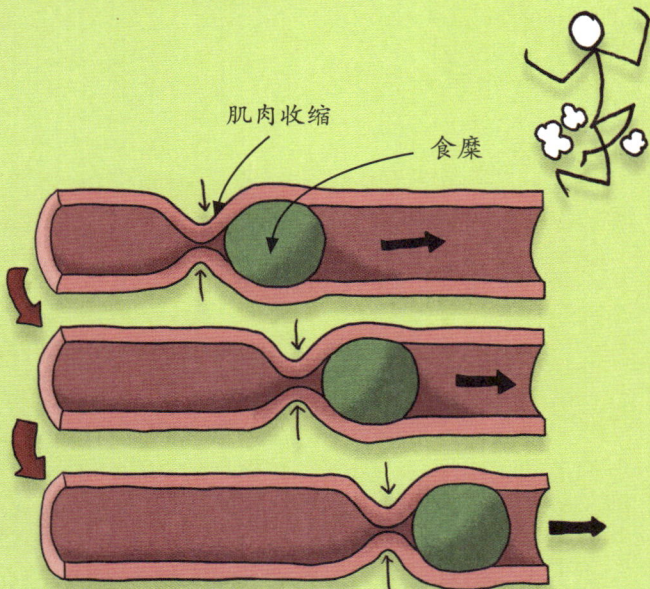

肠道细菌

好细菌

你可能认为细菌是病毒。实际上，肠道内有巨大的细菌群落，它们能帮你消化食物。这些友好的细菌能分解正常消化过程所无法处理的任何食物废渣。粪便之所以会发出难闻的气味，就是因为这些细菌所制造出来的化学物质是以食物废渣为食的。

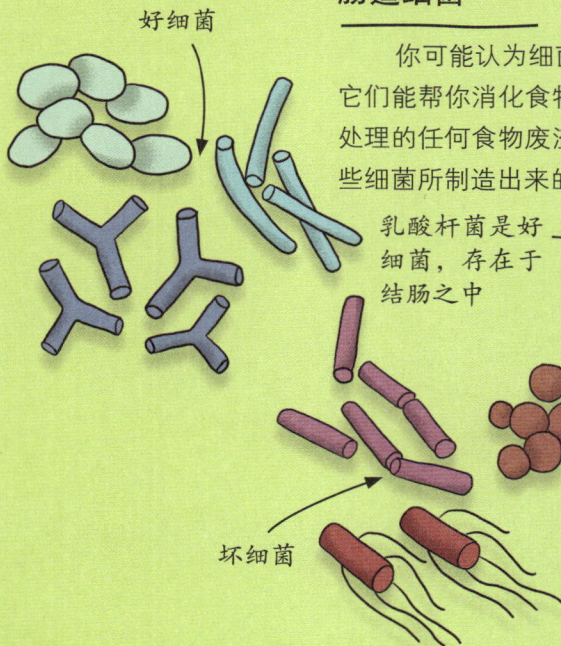

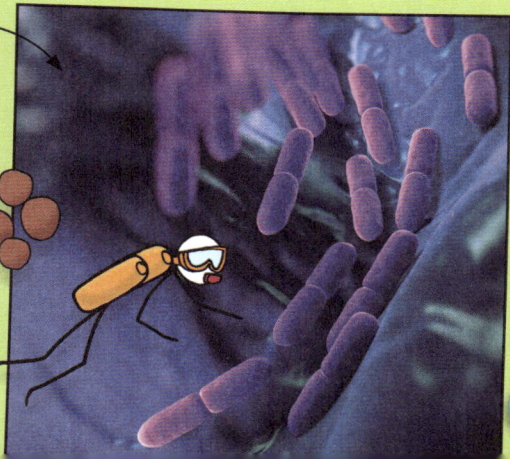

乳酸杆菌是好细菌，存在于结肠之中

坏细菌

化学炼油厂

消化是一项复杂的工作，它不仅仅是把食物分解成小块，食物还要被切成细小的颗粒或分子。因此，肠道就是一座功能惊人的化学炼油厂，像任何一家制药厂那样精密。这个处理过程涉及到酸和酶这种化学物质。

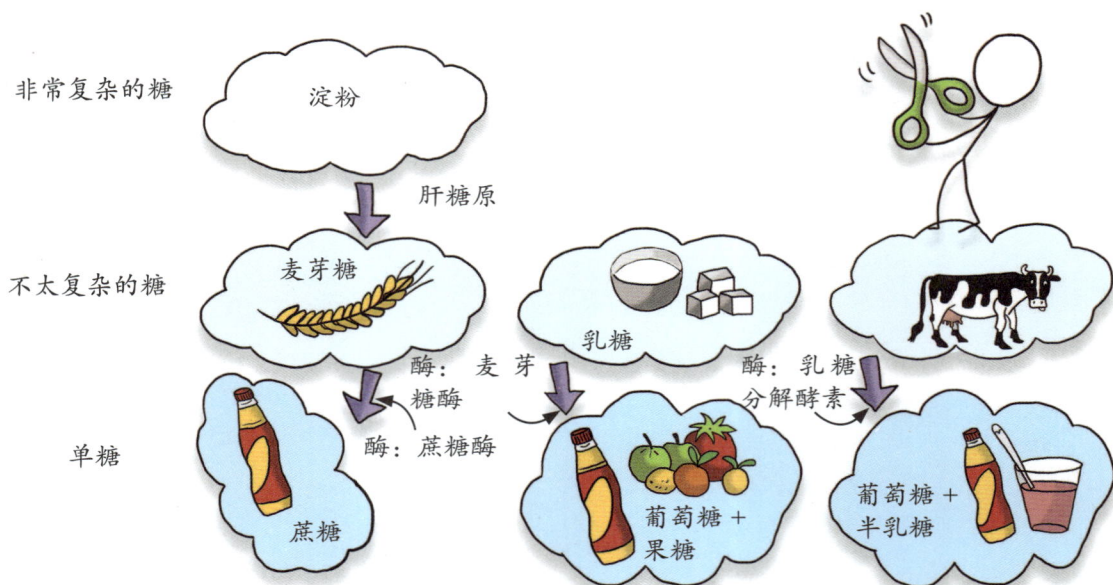

非常复杂的糖 — 淀粉

肝糖原

不太复杂的糖 — 麦芽糖

乳糖

单糖 — 蔗糖

酶：麦芽糖酶

酶：蔗糖酶

葡萄糖+果糖

酶：乳糖分解酵素

葡萄糖+半乳糖

糖的分解

活的生物体从淀粉和糖等化学物质中获取能量，其学名被称为碳水化合物。身体只能利用单糖（葡萄糖）这种最简单的形式。然而，它们来自不同形式的食物。将它们转换为葡萄糖是一项复杂的化学任务，身体分配不同的酶来处理各种淀粉。

生物剪刀

消化系统中的酶并不分解食物本身，它们只是推动消化进程。它们的工作就像是生物剪刀，剪断大的食物分子，如同用厨房里的剪刀剪断一串香肠。例如，淀粉酶切碎了面包和土豆中的大个淀粉分子，将其变成单糖。

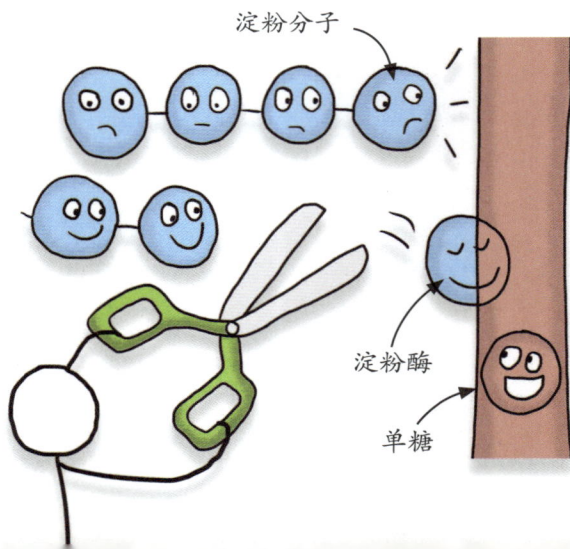

淀粉分子

淀粉酶

单糖

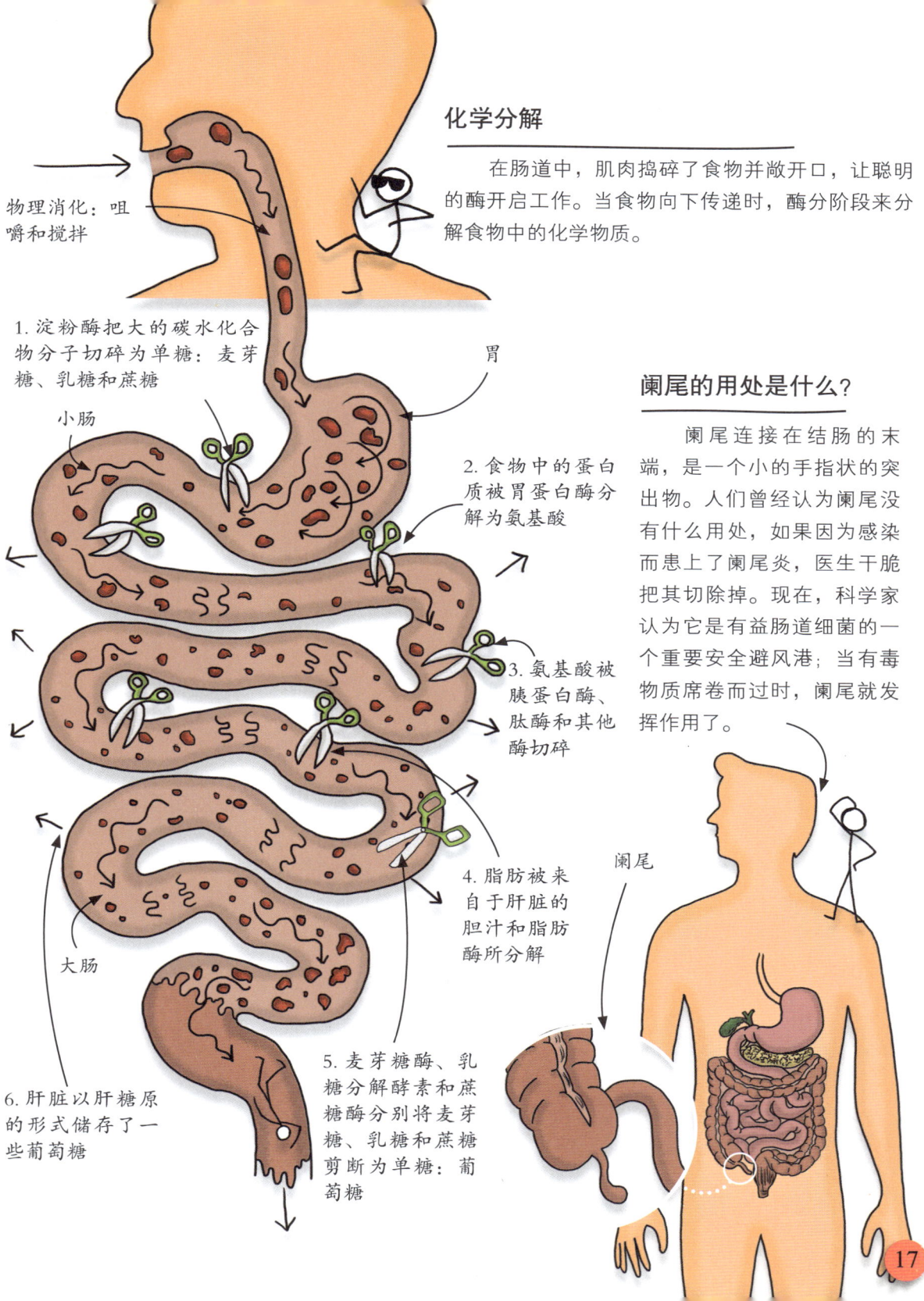

化学分解

在肠道中，肌肉捣碎了食物并敞开口，让聪明的酶开启工作。当食物向下传递时，酶分阶段来分解食物中的化学物质。

物理消化：咀嚼和搅拌

1. 淀粉酶把大的碳水化合物分子切碎为单糖：麦芽糖、乳糖和蔗糖

小肠

胃

2. 食物中的蛋白质被胃蛋白酶分解为氨基酸

3. 氨基酸被胰蛋白酶、肽酶和其他酶切碎

4. 脂肪被来自于肝脏的胆汁和脂肪酶所分解

大肠

6. 肝脏以肝糖原的形式储存了一些葡萄糖

5. 麦芽糖酶、乳糖分解酵素和蔗糖酶分别将麦芽糖、乳糖和蔗糖剪断为单糖：葡萄糖

阑尾的用处是什么？

阑尾连接在结肠的末端，是一个小的手指状的突出物。人们曾经认为阑尾没有什么用处，如果因为感染而患上了阑尾炎，医生干脆把其切除掉。现在，科学家认为它是有益肠道细菌的一个重要安全避风港；当有毒物质席卷而过时，阑尾就发挥作用了。

阑尾

化工厂

肝脏是人体内最大的内脏器官，也是最灵巧的器官之一。肝脏是发生化学活动的一个活跃场所，它为身体生成了大量的热，同时处理着 500 种不同的化学过程，从净化血液到促使胆汁分解脂肪。

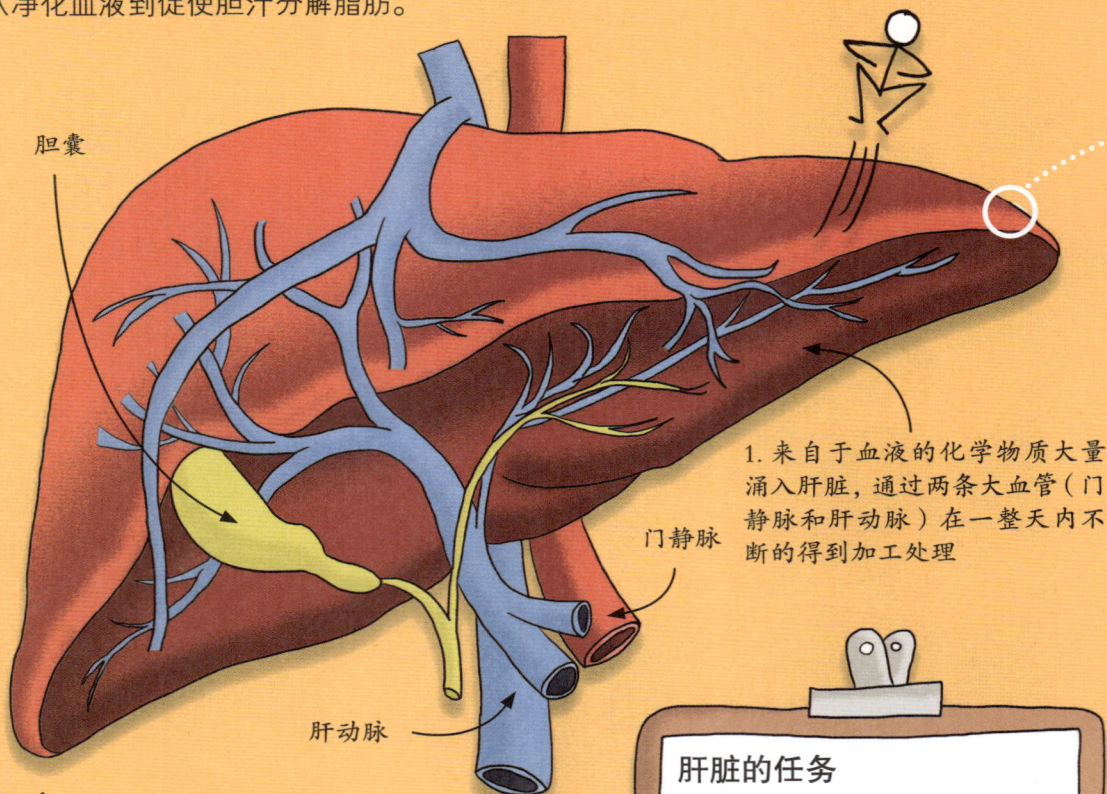

胆囊

门静脉

肝动脉

1. 来自于血液的化学物质大量涌入肝脏，通过两条大血管（门静脉和肝动脉）在一整天内不断的得到加工处理

肝脏

　　肝脏的重要任务就是将来自于食物的化学物质重新包装为合适的形式，以供全身各个部位使用。最重要的是，肝脏保持血液供应中含有葡萄糖，葡萄糖是细胞最关键的能量食品。在胰高血糖素和胰岛素这两种化学信号的引导下，肝脏确保血液总是能被提供数量合适的葡萄糖。

肝脏的任务

将碳水化合物转化为葡萄糖

把能量以肝糖原的形式储存起来

将多余的能量作为脂肪长期存储起来

清除老旧的血细胞

制造新血浆

分解蛋白质的废物

将脂肪转化为胆固醇

存储维生素

18

2. 血管将化学物质输送到数千个处理单元（肝小叶，它是肝脏结构和功能的单位，呈多角形；小叶的中央有一条圆形中央静脉的横切面，管壁由内皮细胞构成）

3. 血液通过肝血窦（它是相邻肝板之间的腔隙，是一种特殊的毛细血管）流入肝小叶

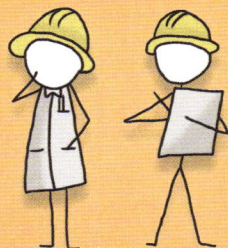

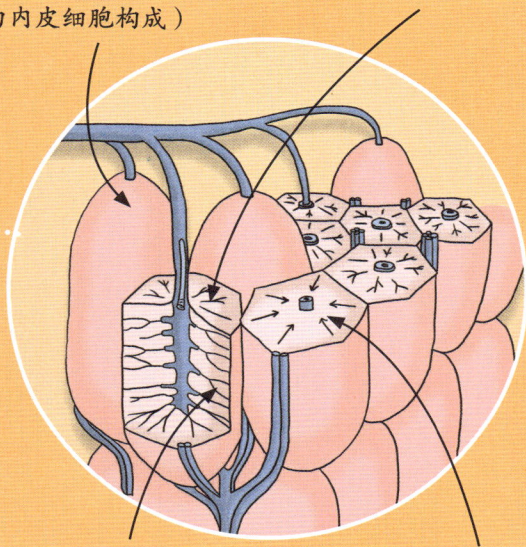

4. 肝细胞排列在肝血窦上，它们吸取合适的化学物质并进行加工

5. 肝细胞将加工后的化学物质返回

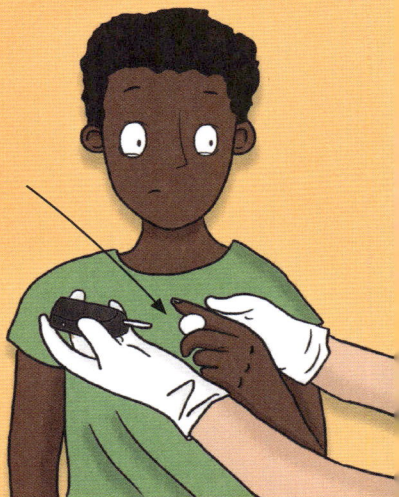

血糖

　　胰岛素和胰高血糖素这两种化学物质控制着血糖水平的稳定。胰岛素和胰高血糖素是在胰腺中制造出来的，这个器官位于肝脏正下方。当你吃饭时，肝脏会制造出大量的葡萄糖，并把它释放到血液里。血糖水平飙升，胰腺渗出胰岛素；胰岛素告诉身体细胞要忙于利用葡萄糖，并告诉肝脏把更多的葡萄糖储存为肝糖原。不久后，血糖水平开始下降，胰腺释放出胰高血糖素，告诉肝脏将肝糖原转化为葡萄糖。如果是糖尿病患者，这一过程就会发生故障。右边的示意图解释了糖尿病人体内发生了什么。

糖尿病如何发生

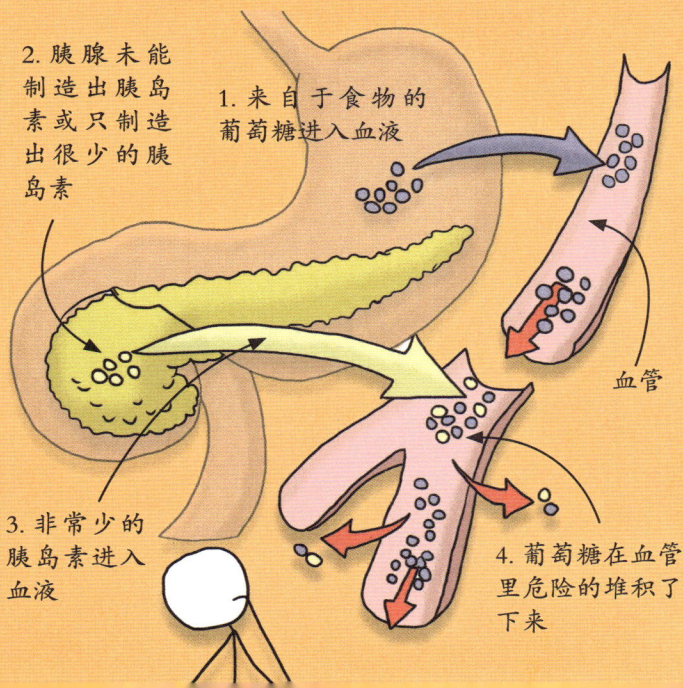

2. 胰腺未能制造出胰岛素或只制造出很少的胰岛素

1. 来自于食物的葡萄糖进入血液

血管

3. 非常少的胰岛素进入血液

4. 葡萄糖在血管里危险的堆积了下来

温暖的身体

为了让生理功能运转起来，身体必须始终保持相同的温度，无论外界环境是冷还是热。人体内的确也有一种惊人的机制来保证上述过程的发生。除非你生病了，身体将始终保持 37 摄氏度的精确体温。即使你生病了，体温也只是升高几度而已。

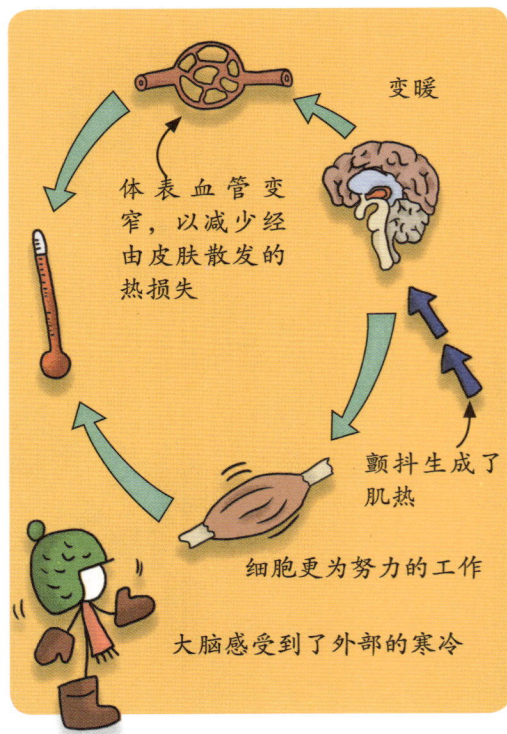

变暖

体表血管变窄，以减少经由皮肤散发的热损失

颤抖生成了肌热

细胞更为努力的工作

大脑感受到了外部的寒冷

如何保持凉爽

你主要是通过呼吸来保持身体凉爽，只要外部的空气比你身体凉爽就行。你也会通过皮肤和出汗散发热量。

身体的恒温器

大脑中有一个特殊的温度控制开关，即下丘脑，它能保证你的身体不会太热或太冷。它从身体的核心部位和皮肤上的热感受器获得持续的反馈，也能感受到流经它的血液的温度。然后，如果太热了，下丘脑的前方向身体发送出信号；如果太冷了，下丘脑的后方向身体发送出信号。

如何保温？

你主要是通过吃饭来保温。你所吃的大部分食物是通过细胞（特别是肝脏和肌肉中的细胞）的工作转化为热量。每个细胞中小小的单元（被称为线粒体）就像是熔炉，它将来自于葡萄糖的能量释放出来，以产生热量。无数个线粒体协同工作，它们所制造的热量就相当于一个小电暖炉。

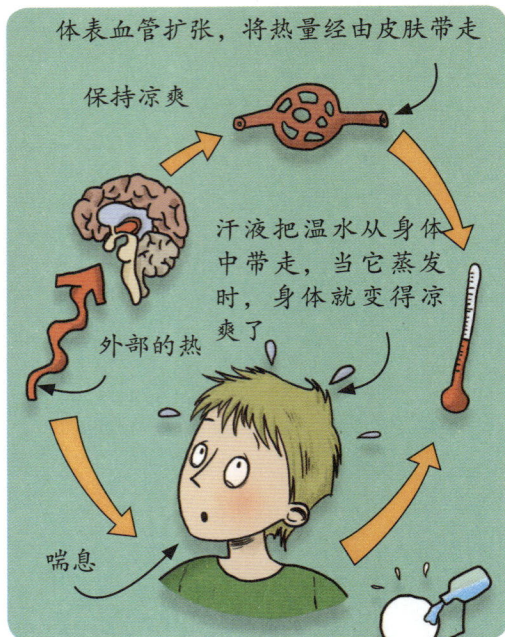

体表血管扩张，将热量经由皮肤带走

保持凉爽

汗液把温水从身体中带走，当它蒸发时，身体就变得凉爽了

外部的热

喘息

鸡皮疙瘩

当你感觉寒冷时，你会发现手臂上到处都是小肿块；它们被称为鸡皮疙瘩，因为它们看上去有点像是被拔了毛的鸡的皮肤。如果你仔细看，就会发现每个皮肤孔隙中的毛发都竖立起来了。这可能是毛发较多的人类祖先的残余物，因为毛发竖立起来能圈住皮肤周围的热空气。

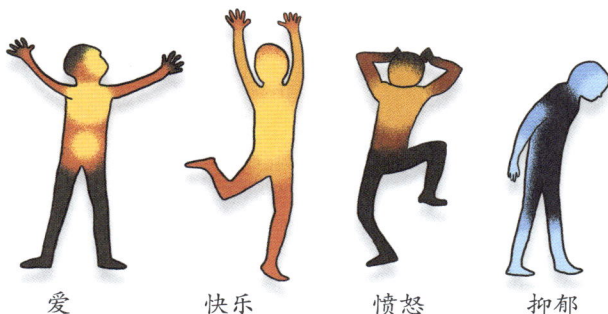

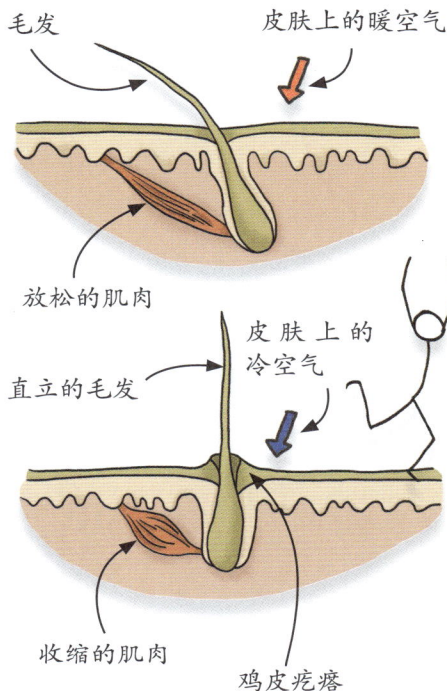

毛发

皮肤上的暖空气

放松的肌肉

直立的毛发

皮肤上的冷空气

收缩的肌肉

鸡皮疙瘩

爱　　　　快乐　　　　愤怒　　　　抑郁

温暖的心脏，冰冷的鱼

有些时候，人们说友好的人是温暖的，不友好的人是冰冷的。这可能是真的。科学家使用特殊的热敏感相机来揭示人体在不同情绪状态下的身体热量模式改变，结果很明显。

冰冷的四肢

热成像摄像机确认了你的猜想。身体上最冰冷的部位是四肢，如指尖和脚趾；这些部位远离身体的核心部分，而核心部位总是身体最热的部分。

如果你的体温高出了正常体温几摄氏度，这是你身体不适的一个明显迹象。当你感染或生了其他病时，体温就会上升，以帮助防御工事更好的抗击病菌。这个过程被称为发烧，它能让生病的人大量出汗和皮肤变红。一旦发烧过去了，体温就会下降，这是身体状况变好的一个标志。

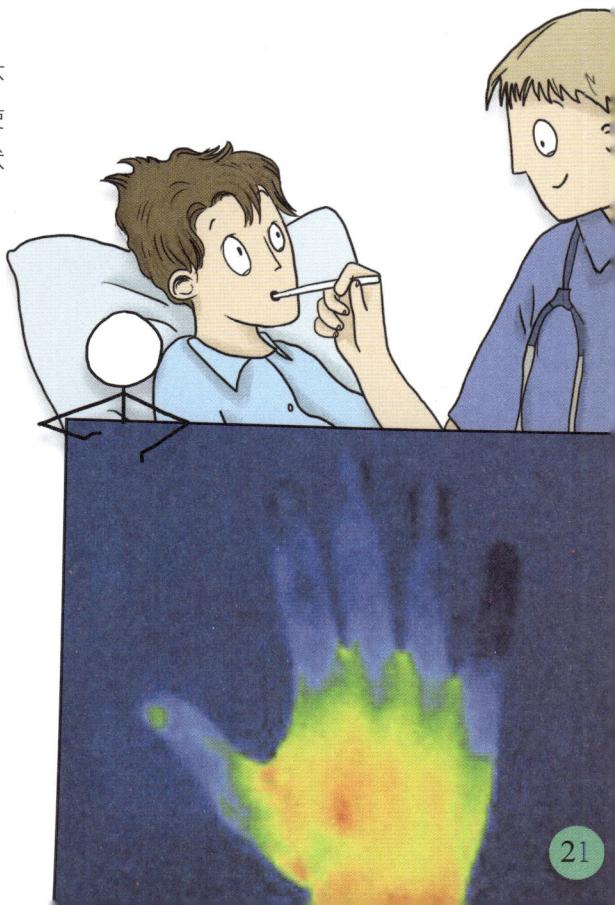

提纯

你的身体绝对需要水才能工作，而控制水的关键是肾脏。在身体需要水时，肾脏能盛放水分；在水分太多时，就将多余的水作为尿液排出。肾脏也是过滤器，它们能将有毒的废物吸出血液。

身体内所有的血液在仅仅
10分钟内就能通过肾脏

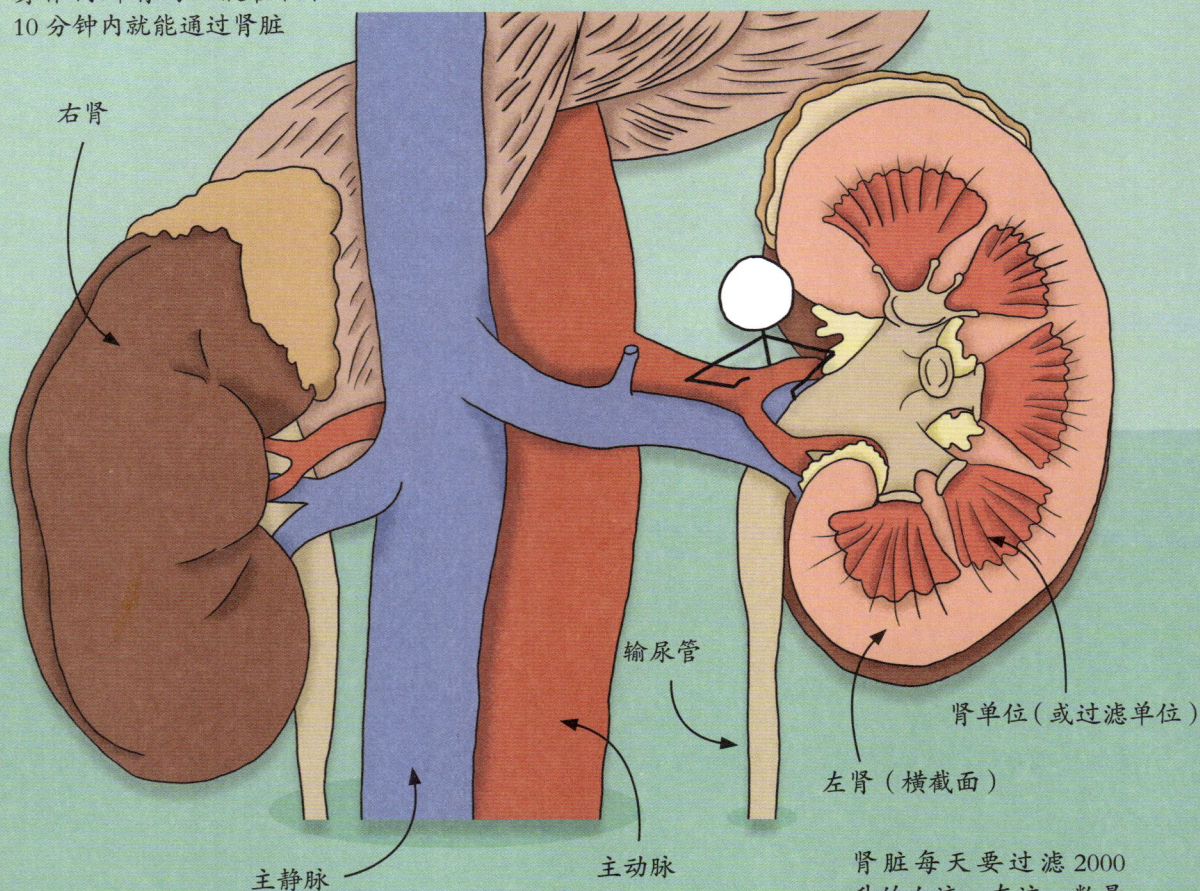

右肾

输尿管

肾单位（或过滤单位）

左肾（横截面）

主静脉

主动脉

肾脏每天要过滤2000升的血液。在这一数量的基础上，它们只释放出1.5升的水

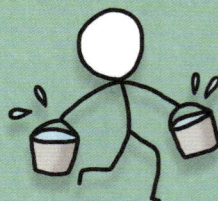

豆状的肾

肾是后背中部一对豆状的器官，它们位于主动脉和主静脉上，这样它们就很容易接近血液。从根本上说，肾脏的任务是清洗血液，捕捉到个头较大的物质，将较小的成分传递到下一阶段。然后，它们将必要的成分释放回血液，让废物和多余的水以尿液的形式经由排尿管排出。

肾小球

鲍曼氏囊

3. 被肾小管保留下来的物质释放回血液

1. 血液中的成分，如葡萄糖、盐、尿素（蛋白质的分解废物）和肌酸（肌肉的废物），进入鲍曼氏囊被过滤

2. 滤出液进入一条弯曲的管道（肾小管），它吸收重要的氨基酸、葡萄糖和盐

4. 不需要的成分以尿液的形式流出

肾脏是如何工作的

肾脏所有的工作都是在过滤单位（肾单位）里完成的。血液经由一束细小的血管（肾小球）进入每一个肾单位。它被盛放在一个杯子里，这个杯子被称为肾小球囊或鲍曼氏囊。

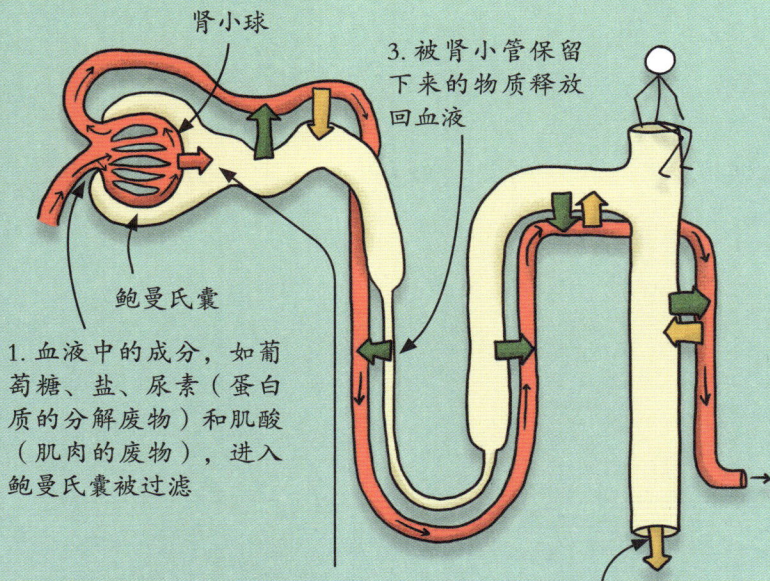

换肾

看来人们只有一个肾也能过得很好。这就意味着有两颗健康肾脏的人能把其中的一个肾脏捐献给肾功能衰竭患者。当发生这个过程时，不能工作的老肾脏被留在原处，外科医生把新的肾脏通过腹部一个狭窄的切口插入，然后把它固定在身体下方容易接近的一条主要动脉上。看上去它在这里运行得很好。

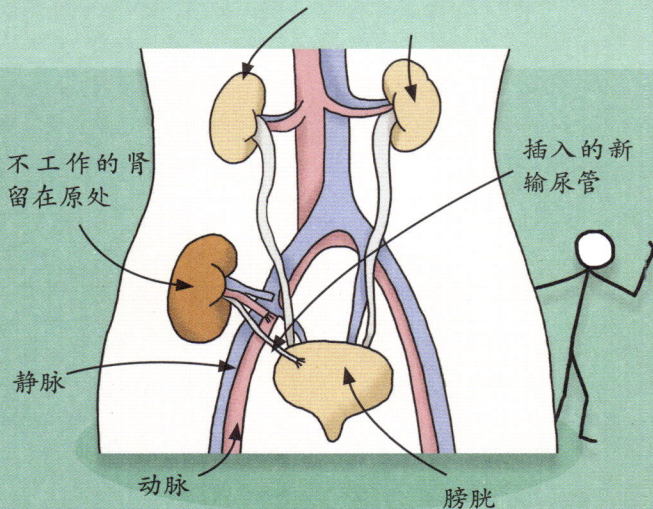

新肾插入，连接到原有的动脉和静脉上

不工作的肾留在原处

插入的新输尿管

静脉

动脉

膀胱

人工肾

有不少人患有肾病。肾移植手术能解决这个问题，但在找到合适的捐赠者之前，很多肾病患者不得不定期被连接到透析机上。病人所有的血液都要经过这台机器的过滤，它的功能就相当于肾脏。这种方法能起效，但对于病人来说是一种不舒服的体验，而且非常耗费时间。

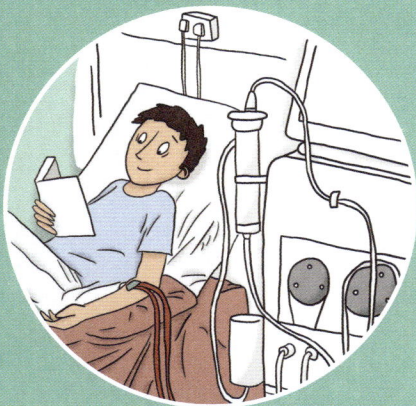

储水池

你的身体很潮湿。每个细胞都含有水和体液（如血液，另一种体液就是淋巴液，它几乎完全是水）。你的身体需要水来溶解化学物质，从而让每个生理过程正常运转。实际上，如果没有水，你活不过一周。

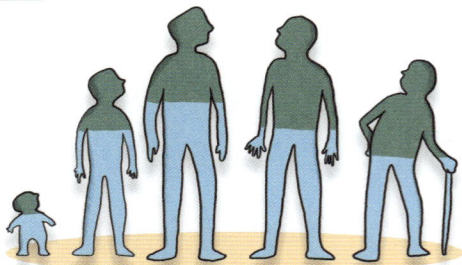

水含量

水做的人

令人惊讶的是，婴儿有 86% 的成分是水。然而，当他们移动身体时，你却听不到液体晃动的声音。当你长大时，身体就会逐渐干涸。尽管如此，当你十几岁的时候，身体中仍然有 75% 的部分是水。直到你真得老了，你的身体才真正干涸了，只有不到一半的部分是水。是水有助于人们保持年轻的容貌。

出汗

平均来看，你每天通过出汗流失约 0.5 升的水。这个数量如此之多，以至于你认为自己总是湿漉漉的。然而，这些水分几乎是立即蒸发掉了，这样你才能保持干燥。只有在你又热又出汗的时候，身体才会长时间感觉湿漉漉的。当天气炎热时，你的出汗量增多，因为蒸发过程有助于保持身体凉爽。

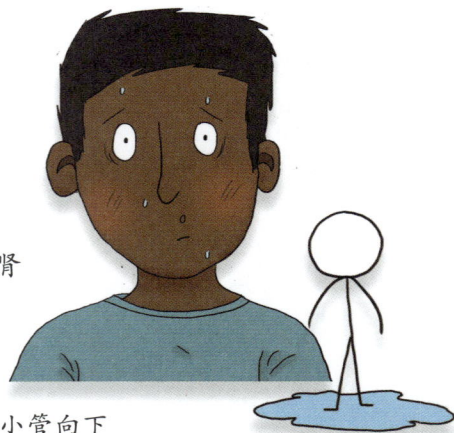

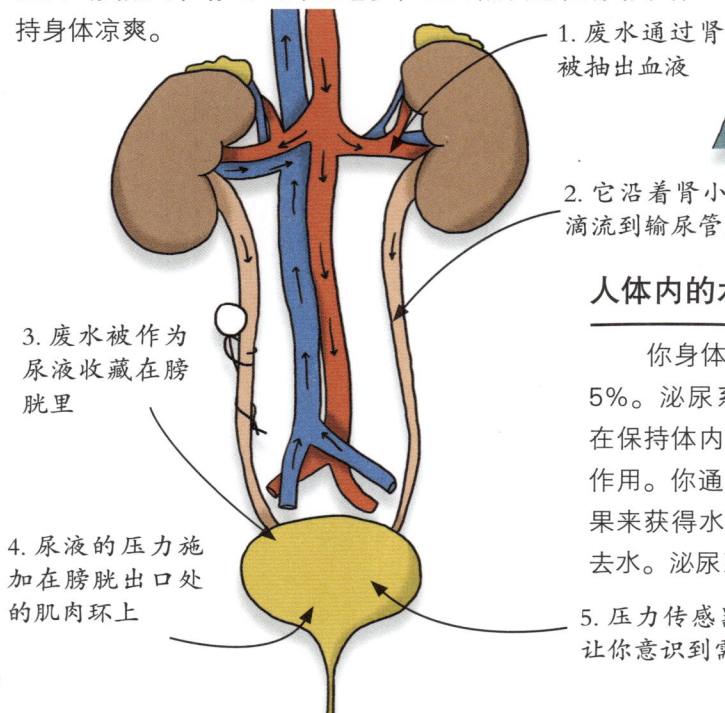

1. 废水通过肾被抽出血液

2. 它沿着肾小管向下滴流到输尿管里

3. 废水被作为尿液收藏在膀胱里

4. 尿液的压力施加在膀胱出口处的肌肉环上

5. 压力传感器提醒大脑，让你意识到需要小便

人体内的水利工程

你身体里的水含量变化幅度不能超过 5%。泌尿系统（体内制造尿液的部分）在保持体内水含量稳定的方面起到了关键作用。你通过喝水、吃饭和细胞活动的结果来获得水。你通过出汗、呼吸和排尿失去水。泌尿系统排出多余的水分。

水分平衡

　　身体每天获取水的数量需要或多或少的平衡你所失去的水。通常来说，你每天需要获取 2.2 升的水，其中 1.4 升是通过饮水，另 0.8 升是通过饮食。身体细胞还要增加额外 0.3 升的水。所以，你的身体需要失去 2.5 升的水，才能保持平衡。通常，呼吸会让你失去 0.3 升的水，出汗失去 0.5 升，排便失去 0.2 升，排尿失去 1.5 升。

喝水量与排出（日平均量）

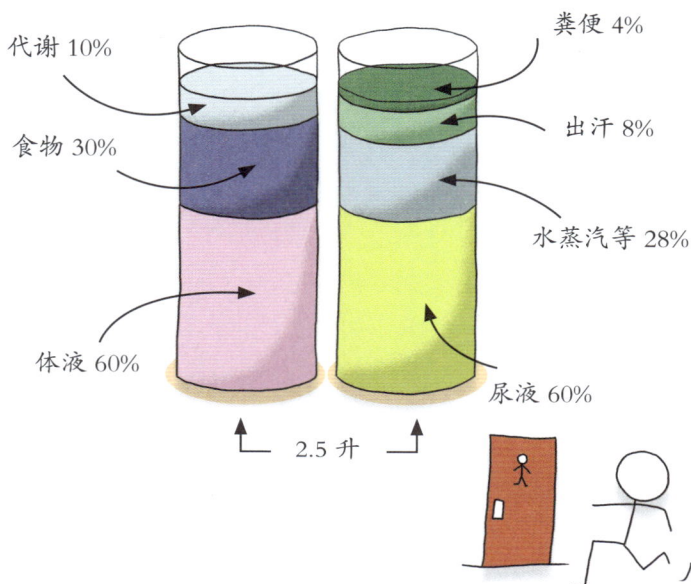

代谢 10%

食物 30%

体液 60%

粪便 4%

出汗 8%

水蒸汽等 28%

尿液 60%

2.5 升

精囊中加入一种叫作精液的果汁来运送精子

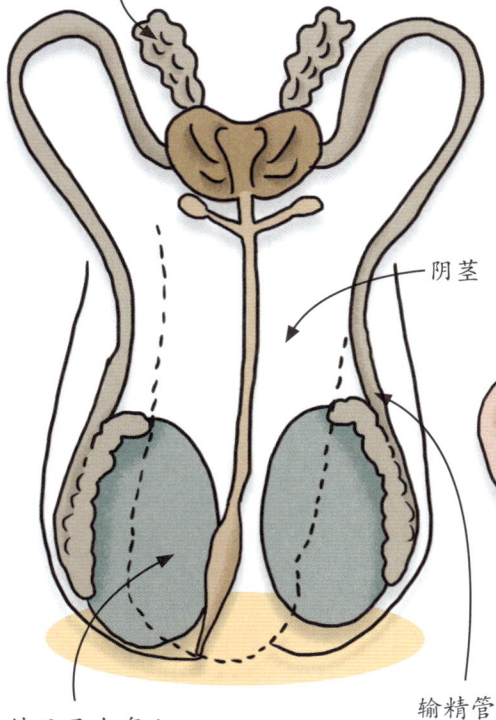

阴茎

婴儿的诞生

　　身体将泌尿系统和生殖系统结合在一起。这个系统可以让一个男人和女人通过加入他们的"性细胞"来创造一个新的人类。

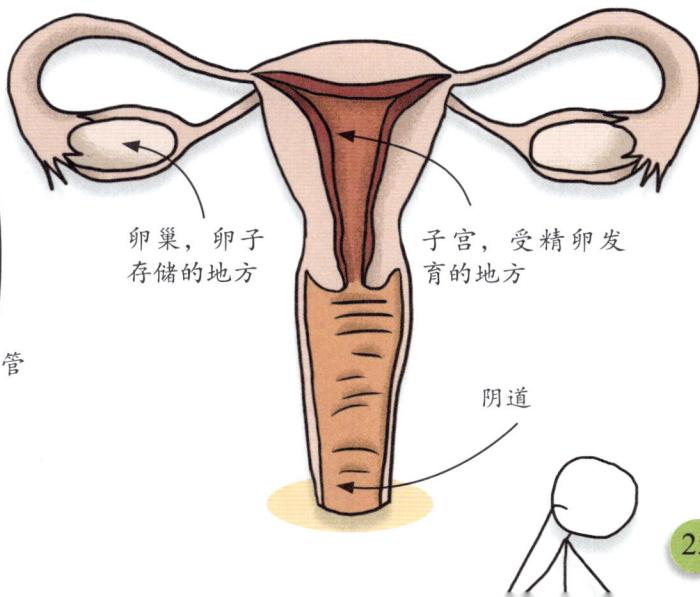

精子是在睾丸中制造的

输精管

卵巢，卵子存储的地方

子宫，受精卵发育的地方

阴道

废物处理

身体非常擅长于把食物分解为它所需要的营养物质颗粒。然而，也有一部分食物完全没有任何用处。这就是消化系统的最后一部分需要完成的任务。大肠要处理不需要的食物残渣，然后把它们捆束起来，作为粪便排出体内。

排泄

为了正确的发挥功能，身体需要经常性的去除除了食物残渣以外的各种废料。这个过程被称为排泄，它体现在五个主要方面。来自于肠道的食物废料作为粪便被排出。肾脏调集走不需要的水，在尿液中溶解化学物质。肝脏从化学物质中去除有毒的物质。

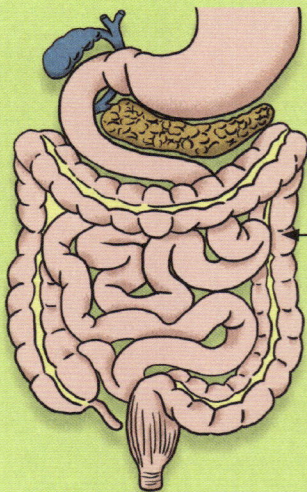

直肠的主要任务是去除食物被消化后其残渣所构成的粪便，它还能排出身体其他部位的废物

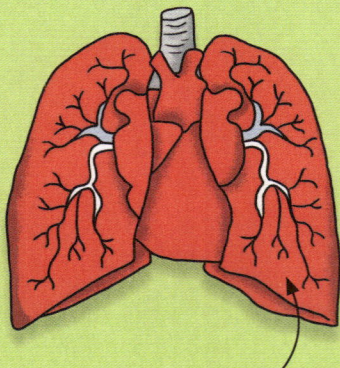

双肺呼出每个细胞使用完氧气后所排出的二氧化碳

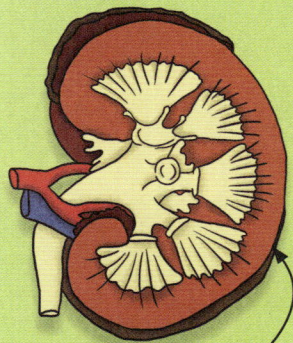

肾脏过滤掉血液中的尿素（蛋白质分解后的废物）、肌酸（肌肉活动的废物）和其他化学物质，把它们以尿液的形式排出体外

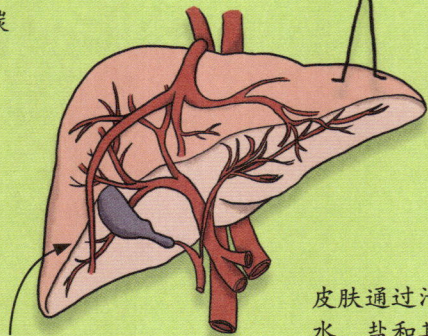

皮肤通过汗腺排出水、盐和其他被溶解的化学物质

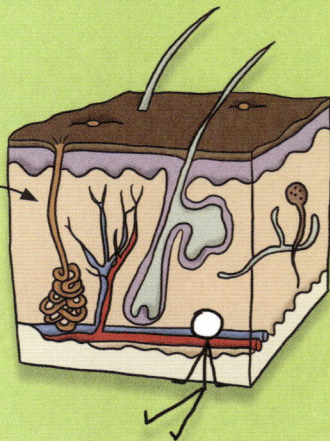

肝脏对血液进行解毒，将有毒的气体（如氨气）转变成尿素；它还让胆汁帮助分解血液中的脂肪

污物处理

　　大肠主要的缠绕部分是身体的污物处理部位。它被称为结肠，其主要任务是将黏糊的残羹剩饭转化为粪便。结肠从食物废渣中吸收了大量的水和盐，把剩下的部分晾干，生存在这里的细菌对这一过程起到了帮助作用。实际上，有三分之一的粪便是固态的细菌。

结肠将食物废渣分解为短链

结肠的第一部分（升结肠）位于身体右侧，它将食物向上携带

食物沿着结肠蠕动特别大的蠕动运动将粪便向上移动

在蠕动过程中，降结肠的肌肉壁将粪便向直肠挤压

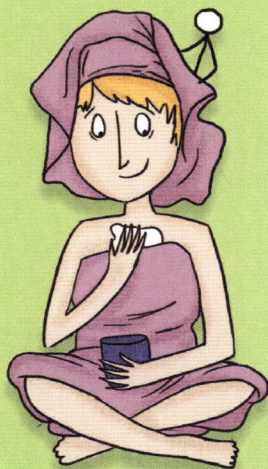

除了水以外，结肠壁吸收钠和氯，并用碳酸氢盐和钾将其代替

皮肤脱落

　　皮肤是一个相当惊人的器官，它对身体具有保护作用，具备防水性能，也充当了一个主要的感受器。皮肤本身也在不断的变化和再生。普通人每个小时要失去3~4万个皮肤细胞，即它们从皮肤表面剥落下来。在一整天里，你会失去约近100万个皮肤细胞；一年下来的总重多达3.6千克。桌子、电视和其他物体表面收集的灰尘大都是死亡的人体皮肤细胞。

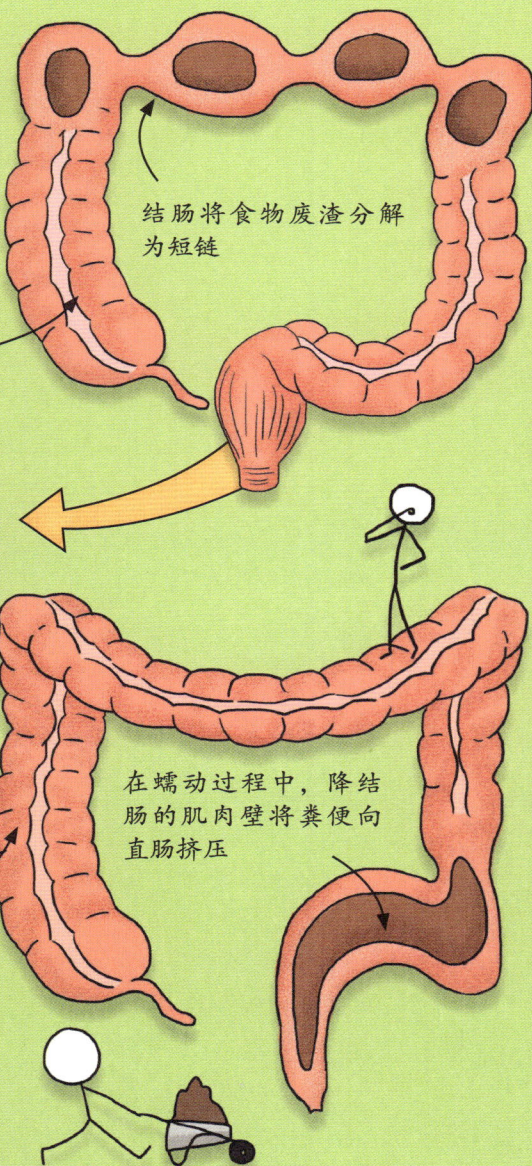

27

消化系统的历史

科学家在很久以前就知道食物是在肠胃里加工并转化为身体可利用的物质，而废物是由消化系统来处置的。但是，他们并不知道食物是如何被加工的。有些人认为它们是物理现象，而另一些人认为是化学反应在起作用。现在，我们知道这两种现象都在起作用。

公元前450年

希腊医生希波克拉底通过对消化进行研究后发现，食物是通过在人体内部被加热而被消化掉的。而另一位希腊医生埃拉西斯特拉图斯（生活在公元前约340~250年间）认为消化是一个物理过程，即食物被胃搅拌碎了。

公元纪年120年

罗马医生伽林认为在食物与胃之间发生了一种特殊的酿造过程，它随后被吸收进入肠道的静脉中，然后被带入肝脏，经由血液把食物中的营养物质输送至全身各处。他的这些想法大部分是正确的。

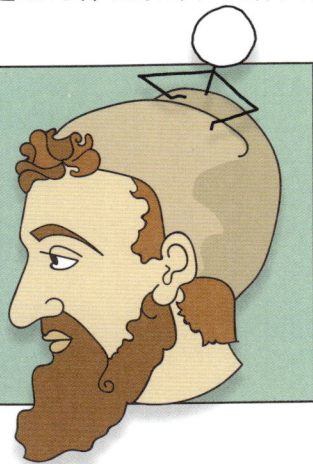

100 CE   800   1600

1630年

佛拉芒（比利时北部地区）科学家让·巴普蒂斯·范·海尔蒙特并不认为食物是在胃中通过加热或搅拌被分解的，即不是像希腊人想象的那样。他认为这是一个有机过程，如同腐烂，并涉及到酸的作用。他关于酸的观点是正确的，但食物的消化过程确实涉及到了搅拌。

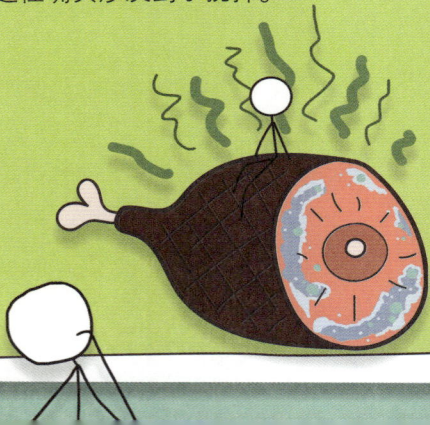

1780年

通过吞下装满食物的特殊管子，然后考察另一端出来的是什么，意大利生理学家拉扎罗·斯帕拉捷推算出食物最终并没有在胃中腐烂。相反，它是被胃酸这种酸性的化学物质所侵蚀了。他的想法基本完全正确。

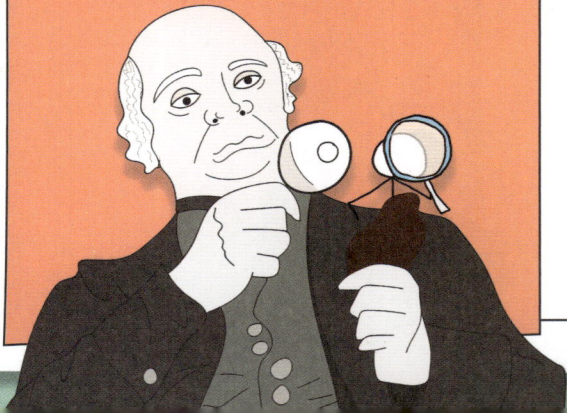

1835年

到了 19 世纪 30 年代，威廉·普鲁特、西奥多·施沃恩和威廉·博蒙特等研究者通过实验演示出了胃中的何种化学物质分解了食物，以及它们是如何完成这项工作的。起到关键作用的消化液是盐酸和一种名为胃蛋白酶的天然溶剂。他们的想法是完全正确的！

1930年

捷克裔美国生物化学家卡尔·柯利和格蒂·柯利发现了人们如何从碳水化合物中获取能量。人体将各种形式的碳水化合物转化为葡萄糖，并将其作为能量来使用。

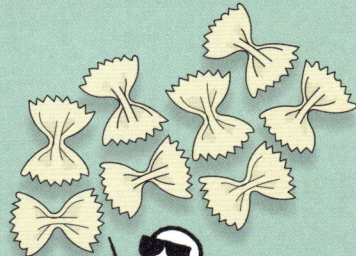

1856年

法国医生克劳德·伯纳德发现脂肪并没有在胃中被分解；相反，它们是在肠道中被溶解的。

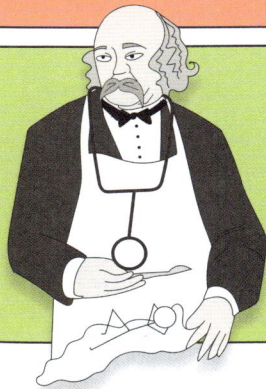

1800　　　　　1900　　　　　2000

1856年

身体中的细胞由葡萄糖这种单糖来提供燃料。克劳德发现食物中的糖如何被转化为肝糖原这种特殊形式的糖。肝糖原被储存在肝脏之中，每当你需要能量时，肝糖原就会转化为葡萄糖。

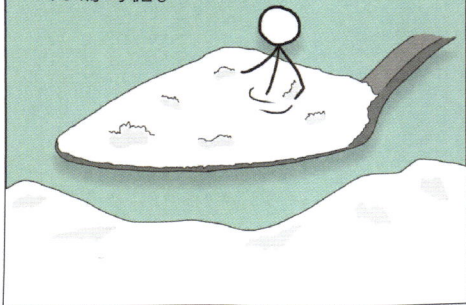

1884年

德国化学家埃米尔·费歇尔意识到有一系列的含糖物质（碳水化合物），它们是食物中的基本能量给予成分。你撒在麦片粥上的糖只是这些碳水化合物中的一种，还有其他形式的糖存在于水果、面包和其他各种食物之中。

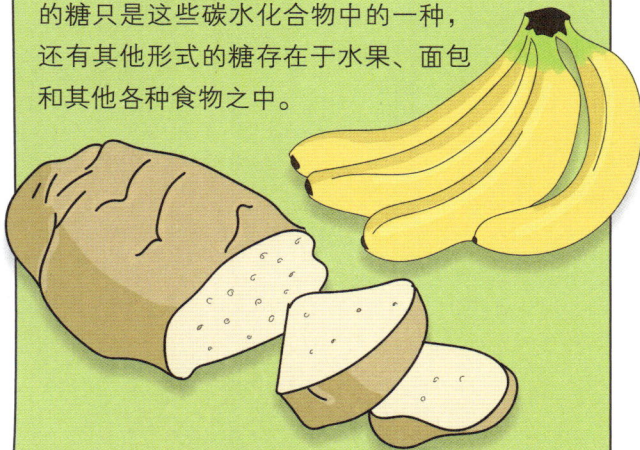

有关肠道更多的事实

快餐

平均来看，食物经过肠道的所有部分到达出口处大约需要 24 小时。胃消化一杯茶仅需要 60 分钟，而果酱三明治、牛奶、鸡蛋和肉需要的消化时间较长，约为 3~4 个小时。对于一顿有三道菜的大餐来说，胃需要 6~7 个小时的消化时间。

消化时间表

食物是遵照下面这个伟大的旅程表来穿过肠道的。

傍晚 6 点：你吃了晚饭。在你咀嚼和吞咽完食物之后，它快速的向下进入胃里；在这里，它被分解为半液态的食糜

晚上 10 点：部分被消化的食物通过幽门括约肌排出胃部，进入十二指肠（小肠的第一部分）；食物在这里得到了完全消化

凌晨 1 点：被消化的食物通过空肠（小肠的第二部分）进入回肠（小肠的第三部分）；在这里，有用的分子被吸收进入血液

凌晨 3 点：废物进入结肠（大肠的第一部分），水就是在这里被吸收的

上午 11 点~下午 5 点：废物进入直肠，一两天后，它们最终作为粪便被排出

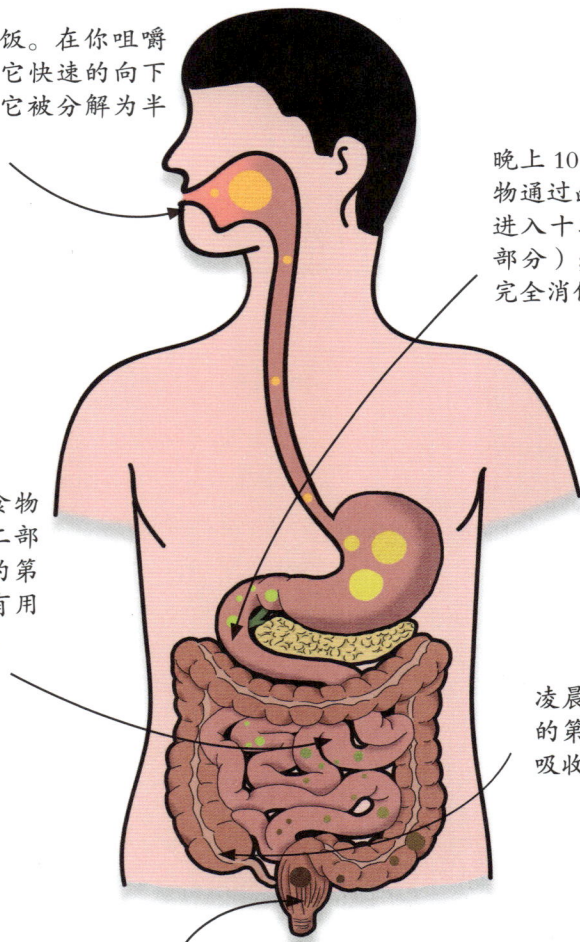

尿是什么?

尿液 95% 的成分是水,普通人每天生成约 1.5 升的尿液。在普通的一天里,尿液其余的部分是: 2 汤匙尿素(这种化学物质也存在于唾液和汗液之中)、1 汤匙盐和一些色素、毒素,以及其他化学物质。

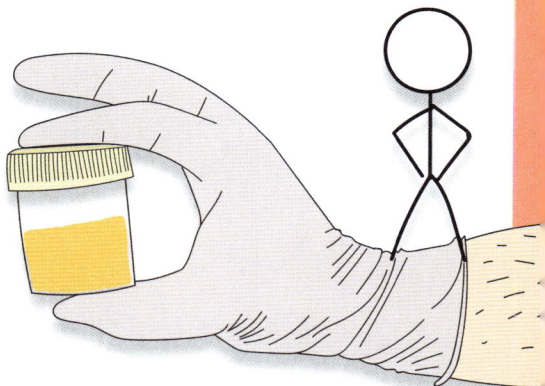

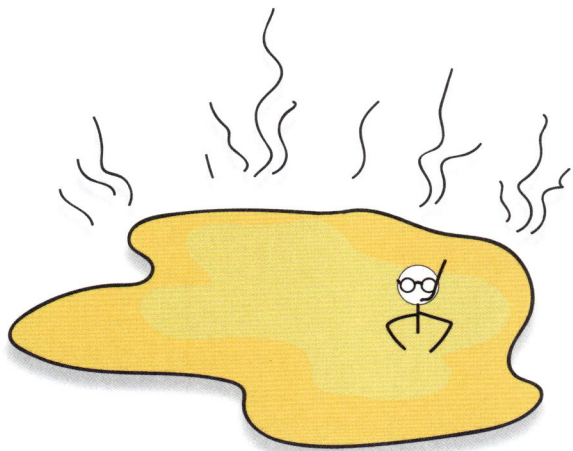

淡淡的气味

当尿液在体内时,它没有气味。然而,在它被排出的一瞬间,尿液中的尿素就开始分解,这就让尿液有了难闻的气味。陈腐尿液的气味好比氨水,这种相同的化学物质也用于很多清洁用品。

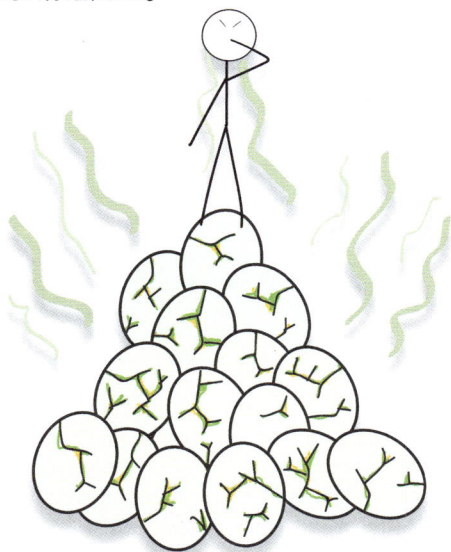

粪便的气味

粪便之所以会散发出难闻的气味,是因为它含有肠道内的细菌制造出来的化学物质。这些细菌会生成含有硫磺气味的难闻化合物,如吲哚、粪臭素和硫醇,以及类似臭鸡蛋的气味(硫化氢)。辛辣食物中未被消化的香料会让粪便的气味特别难闻。

粪便的颜色

粪便的颜色并不总是棕色的。卟啉症(一种遗传性卟啉代谢的病态紊乱)会让大便呈现紫色。普鲁士蓝(辐射中毒的一种疗法)会让大便呈现蓝色。肠道出血会让大便呈现陈腐血液的黑色。新生儿会排出绿色的粪便,这是因为他们无法在子宫中排便,绿色的胆汁在他们体内堆积了起来。

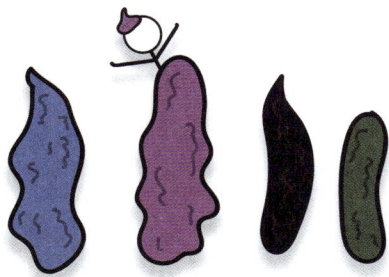

31

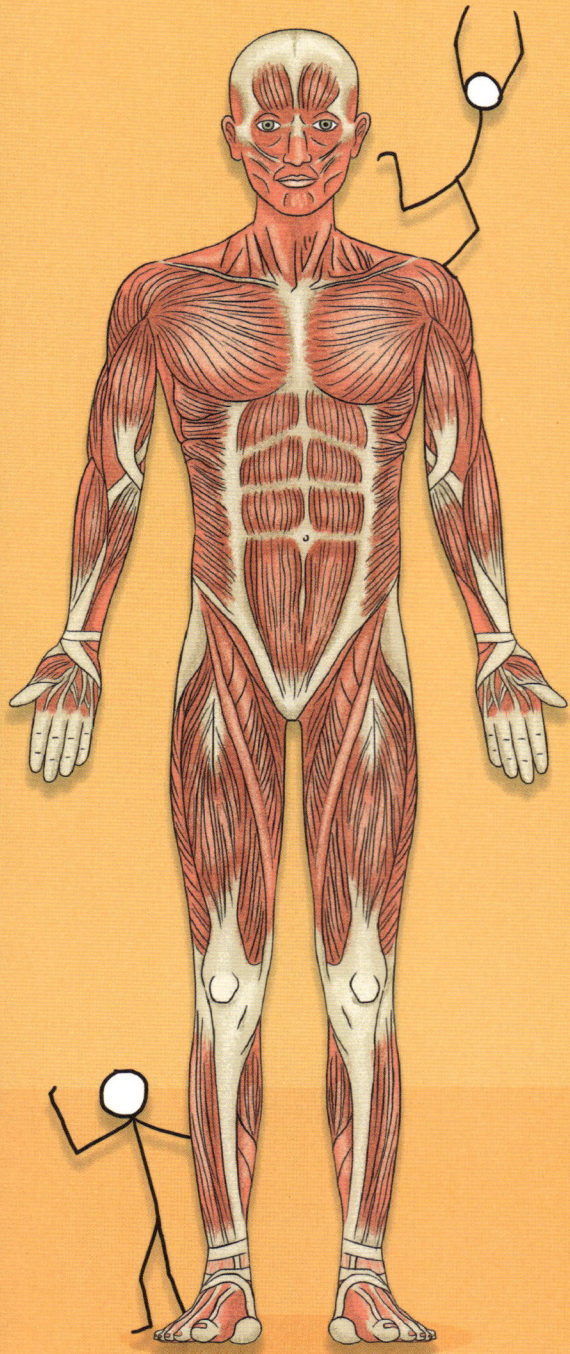

坚实的骨骼和肌肉

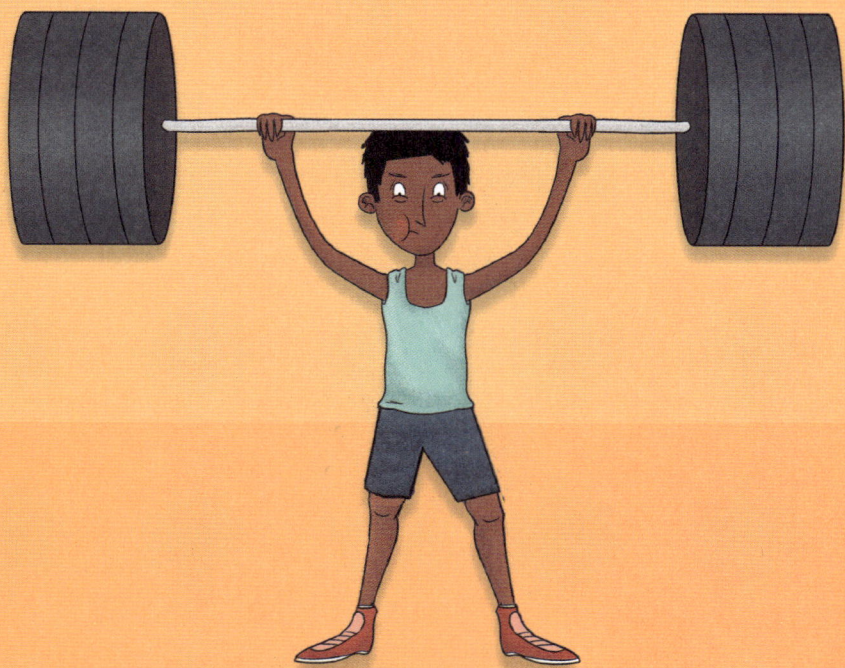

引言

尽管人体看起来很复杂，但如果从系统的角度来看，你就更容易理解了，每个系统都有其各自的任务。有些系统延伸到整个身体，如神经系统，它是人体的沟通系统。骨骼系统（人体的骨骼框架）起到了保护作用，它能让人垂直站立。骨骼系统与肌肉系统协同工作，从而让身体有力量移动。

骨骼

骨骼是人死后仍然能保存下来的一部分身体构造。这是因为坚硬的骨头是由牢固的矿物质所构成的，而矿物质并不会像身体其他部位那样烂掉。迄今为止，总共有1000多亿人曾经生活在地球上。这就意味着有1000亿具骷髅躺在地球上。幸运的是，大部分骨骼最终粉碎成了灰尘。

南方古猿的骨骼

世界上最著名的骨骼就是320万年前的露西（南方古猿阿法种的古人类化石的代称）逝世后留下来的，她是骨架比较小的一个人类祖先，这种人类祖先被称为南方古猿。科学家于1974年在埃塞俄比亚发现了这具骨骼。它的形状表明，即使在很久以前，我们的祖先也是用两只脚来直立行走的。

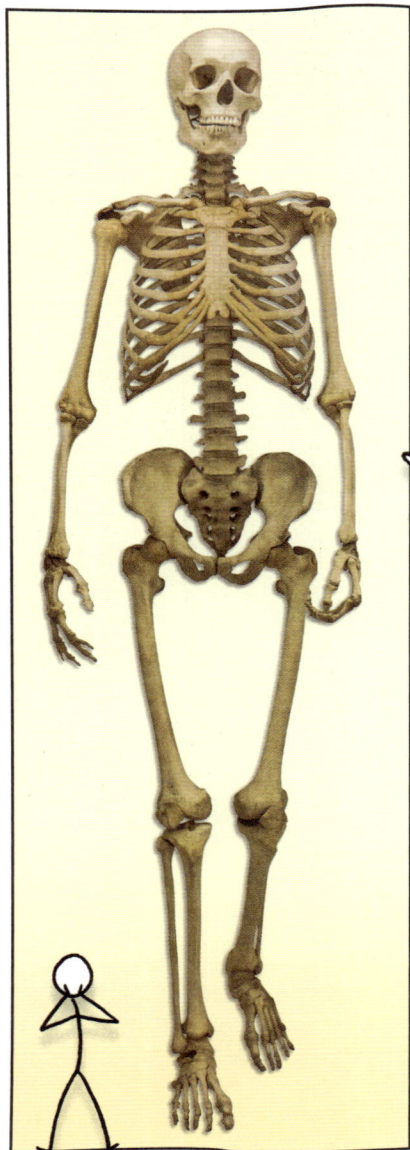

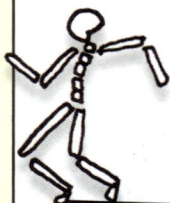

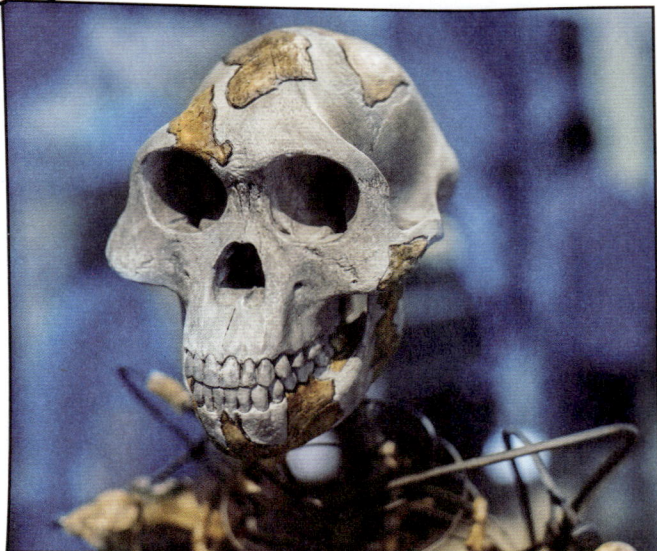

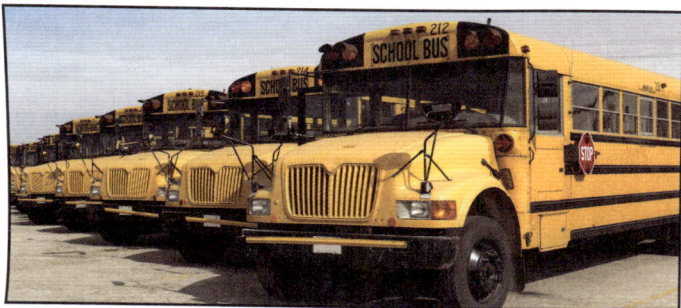

肌肉

骨架外面有 600 多块肌肉。如果所有的肌肉齐心协力，它们可以抬起一辆公共汽车。当然，这种情况不会发生，因为它们都在朝不同的方向拉动。

强壮的男人

世界上最强壮的人是法裔加拿大人路易斯·希尔，他生活在 1863–1912 年间。他能把一节铁路货车推上山，在拔河比赛中击败两匹马，用小手指抬起五个成年人的重量。路易斯最著名的技艺就是用后背背起一条坐了 18 个男性的长凳子。

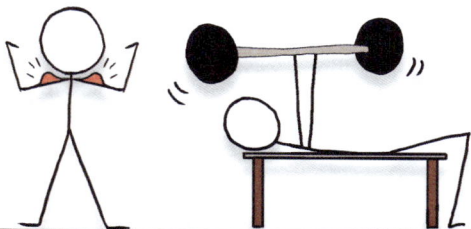

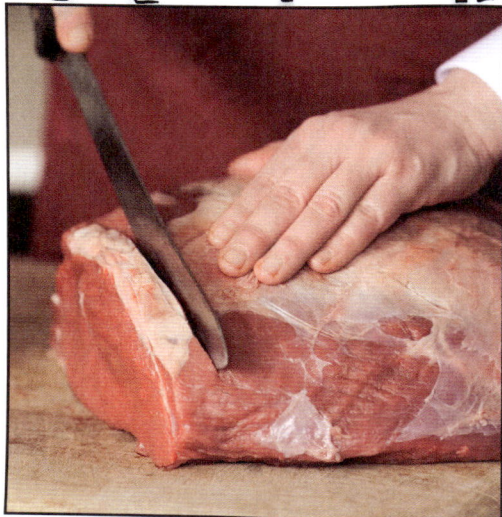

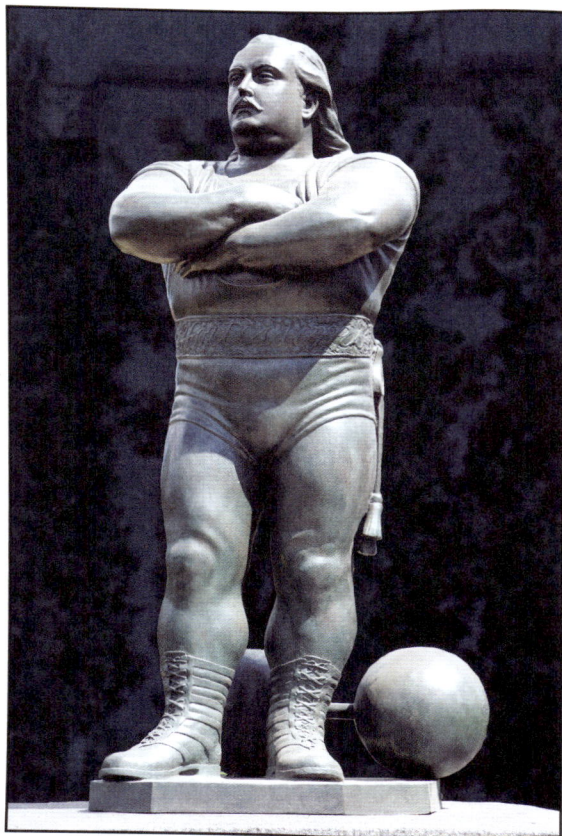

厚实的肌肉

如果你希望知道自己的肌肉从里面看起来是什么样子，可以去屠宰场看看。当你吃肉时，你吃的大多是动物的肌肉。只有脂肪、软骨和骨头不是肌肉。如果你吃过牛排，你很有可能吃的是牛屁股上的肌肉，和你自己屁股上的肌肉看起来是一样的。

肌肉和骨骼把你揉合在一起

如果你通过高倍数的显微镜观看，就会看到身体是由小的、活的细胞构成的。人体内总共有37万亿个细胞。正像许多块砖砌成一堵墙那样，大量细胞结合在一起形成不同的组织。组织是人体的基本构建材料。

四种组织

人体组织分为四种，其中大部分是肌肉组织（构成肌肉的组织）或结缔组织（它填补了肌肉与其他组织之间的空间）；然而，人体也有少量的上皮组织，它们用来包裹器官和添加保护层；此外，还有神经组织，它构成了神经系统，也就是人体的互联网。

结缔组织

结缔组织是由三种成分构成的：细胞、细纤维和基质。从本质上来看，基质只是其他材料的一个安置地点，就像是葡萄干面包中的面包部分。它既可以是治疗流鼻涕的糖浆状物质，也可以是黏稠的凝胶样物质。

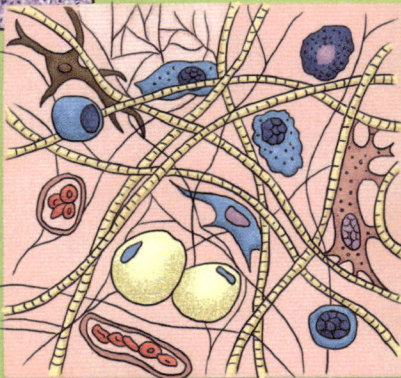

神经组织构成了大脑和神经系统

上皮组织给呼吸道和血管加上了一层保护组织，并把心脏包裹起来

结缔组织的形式多种多样，包括骨骼、肌腱、软骨、脂肪和血液

肌肉组织是一种特殊的纤维，它能让人体部位移动

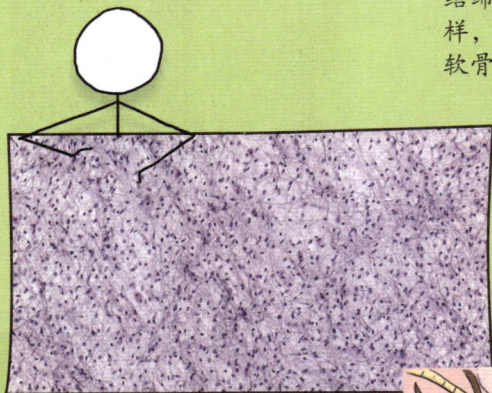

平滑肌

肌肉分为不同的种类。平滑肌位于身体深处。它们构成了管道或袋子，通过挤压来移动食物。例如，胃部的环形肌把食物挤压穿过肠道。

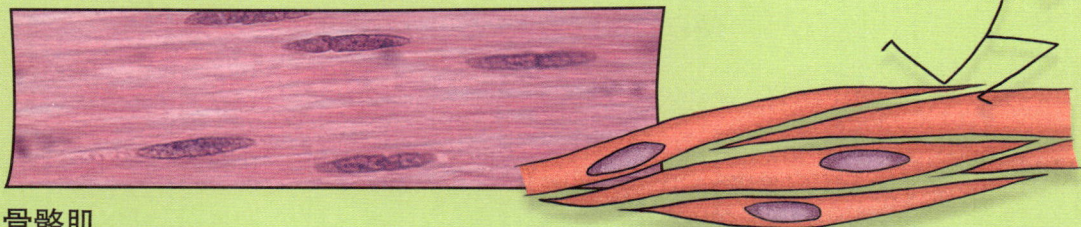

骨骼肌

骨骼肌是你在皮肤下方看到的所有覆盖住骨骼的肌肉。它们有时也被称为横纹肌。横纹意味着肌肉上的条纹或斑纹，它之所以得名横纹肌，是因为在显微镜下，你能看到其周围被暗色的带子所围绕。

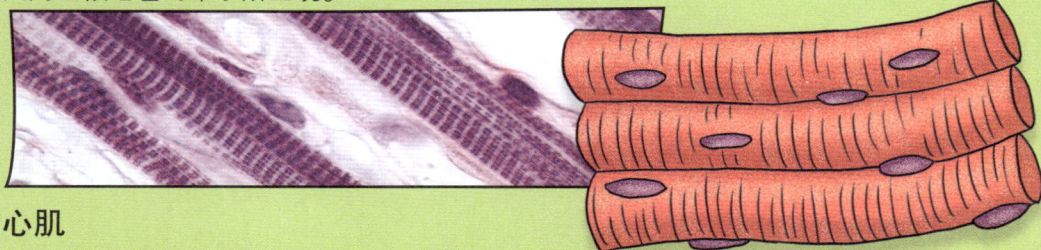

心肌

心肌构成了心脏强壮的肌肉壁。它每分钟自动挤压 100 次左右，从而把血液输送到身体各个部位。心肌是平滑肌和横纹肌的混合体。

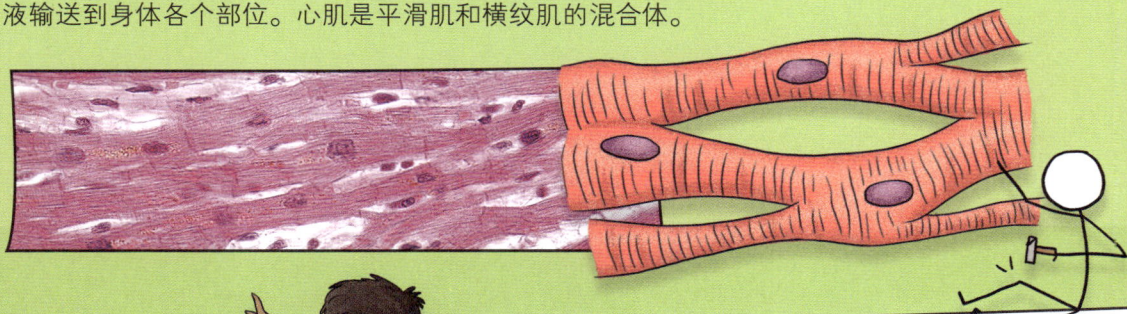

自己动起来

当你决定跳跃或踢腿时，骨骼肌就会让这件事发生。只要你愿意，就能移动这些肌肉，所以它们被称为随意肌。然而，你对心脏和身体内部其他肌肉的控制力很弱，所以后者被称为非随意肌。

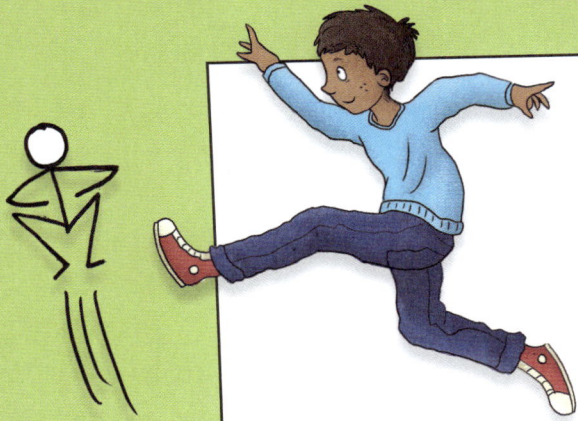

强健的身体

你的身体被骨骼肌所覆盖。它们都是由神经束构成的，经由神经束的紧张和放松，身体部位才得以移动。它们的范围既包括大块的肌肉群（如臀部和腿部肌肉），也包括非常小块的肌肉（如耳朵部位的肌肉）。

骨骼肌

人体总共有640块骨骼肌，它们构成了体重的五分之二。在这些示意图中，你只能看到表面的肌肉，但下面还有几层。有些长条的骨骼肌在中间有凸出，有些骨骼肌呈三角形，还有些骨骼肌呈片状。

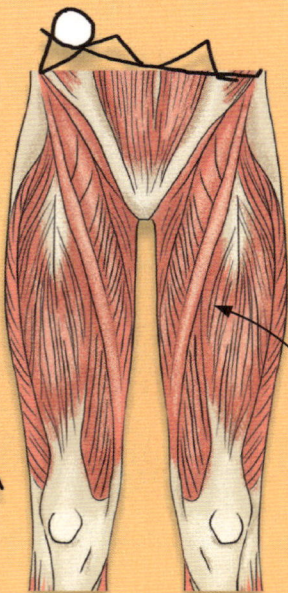

胸锁乳突肌是一块重要的颈部肌肉，它能让你的头向身体两侧倾斜

胸肌能转动手臂

肱二头肌能抬高手臂

肱三头肌能放低手臂

腹外斜肌托住身体侧面

缝匠肌是身体中最长的肌肉

缝匠肌移动髋部和膝关节

股四头肌能弯曲膝盖

胫骨肌能把脚放低

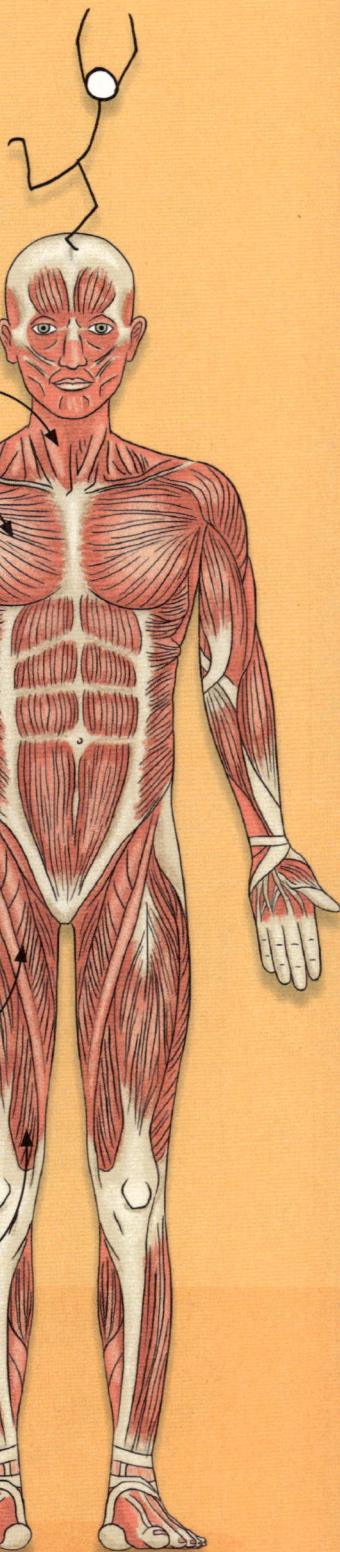

最长的肌肉

缝匠肌是身体中最长的肌肉，它呈扁带状，起自髂前上棘，斜向内下经大腿前面达膝关节内侧，止于胫骨上端内侧面。这个名字起源于拉丁语"萨托尔"，即裁缝的意思。这是因为裁缝过去盘腿工作时会拉伸到这块肌肉。

强壮的下颚

　　咬肌的个头儿虽然不是很大，但非常强壮；是咬肌支配了下颚的运动。这就是你在啃咬食物时要用力向下碾压的原因。

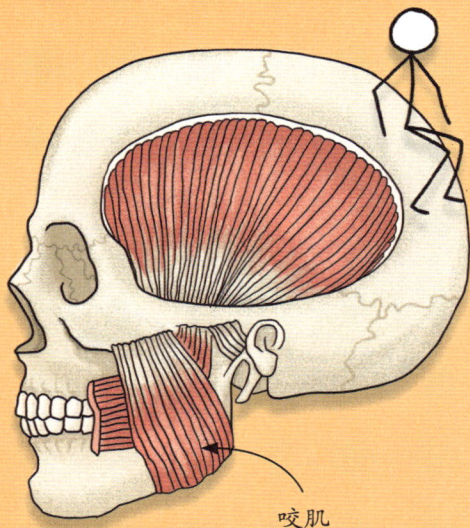

斜方肌能把头拉回来

三角肌能抬起手臂

咬肌

强壮的腿部力量

　　双腿拥有最大块的肌肉。它们必须如此，因为只有这样，它们才能让你站稳身体，当你跑步或跳跃时推动身体向前移动。双腿的顶端就是所有肌肉中最大的臀大肌，也就是所谓的臀部肌肉。

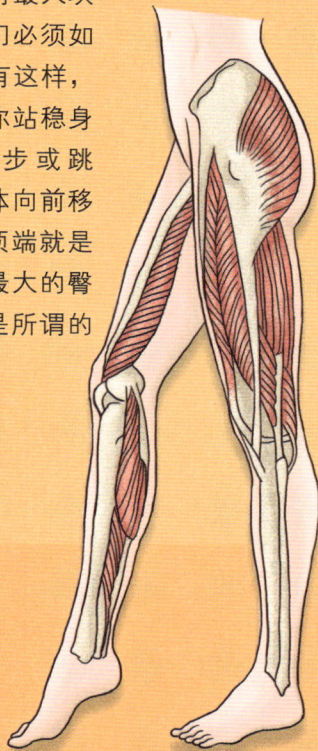

背阔肌是背部最宽的肌肉，它能让后背处于合适的位置

臀大肌能让臀部处于合适的位置

腓骨肌

肌肉的收缩与放松

　　肌肉让身体在各个方向上移动。然而，它们完成所有这些工作只需要收缩或放松。每块肌肉简单得只需把两块骨头拉在一起就完成了工作；因此，它们必须固定在骨头的两个末端。

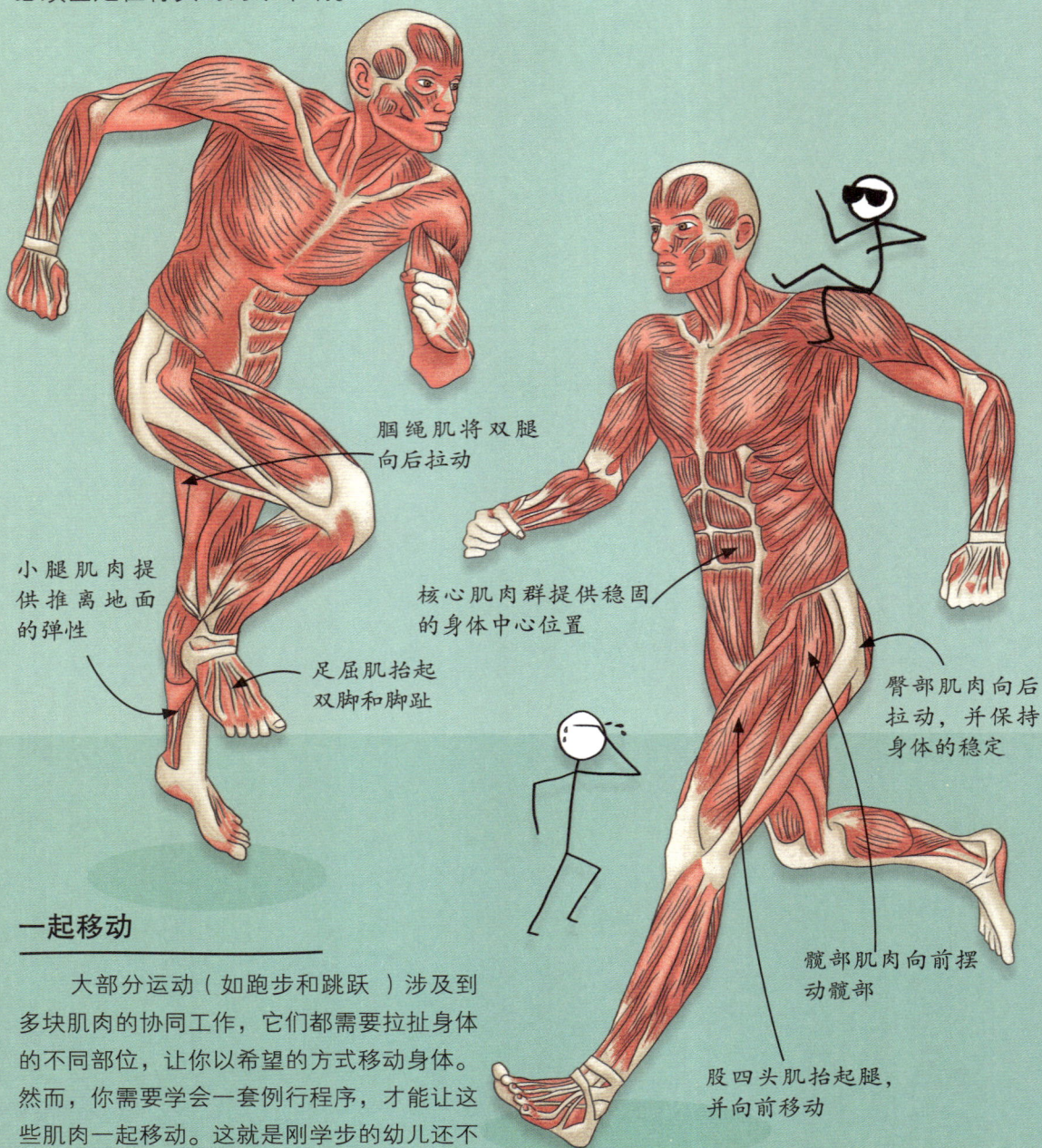

腘绳肌将双腿向后拉动

小腿肌肉提供推离地面的弹性

足屈肌抬起双脚和脚趾

核心肌肉群提供稳固的身体中心位置

臀部肌肉向后拉动，并保持身体的稳定

髋部肌肉向前摆动髋部

股四头肌抬起腿，并向前移动

一起移动

　　大部分运动（如跑步和跳跃）涉及到多块肌肉的协同工作，它们都需要拉扯身体的不同部位，让你以希望的方式移动身体。然而，你需要学会一套例行程序，才能让这些肌肉一起移动。这就是刚学步的幼儿还不是太擅长于运动的原因。

成对的肌肉

肌肉可以使自己变短，但它们无法让自己变长。因此，每次当肌肉拉短时，它必须被相反方向缩短的另一块肌肉所拉回。这就是肌肉成对排列的原因，即有一块屈肌来弯曲关节，另有一块伸肌把关节伸直。

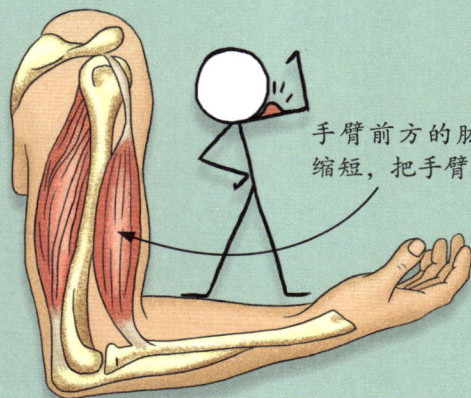

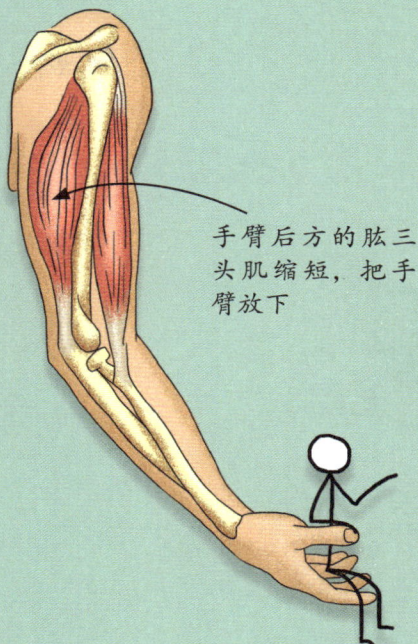

手臂前方的肱二头肌缩短，把手臂抬起

手臂后方的肱三头肌缩短，把手臂放下

俯卧撑

俯卧撑是最简单也是最有效的锻炼形式之一，这也是它深受健身人群欢迎的原因。做这个锻炼动作涉及到了上半身的大部分肌肉群，其中包括臂部、胸部和腹部的肌肉。

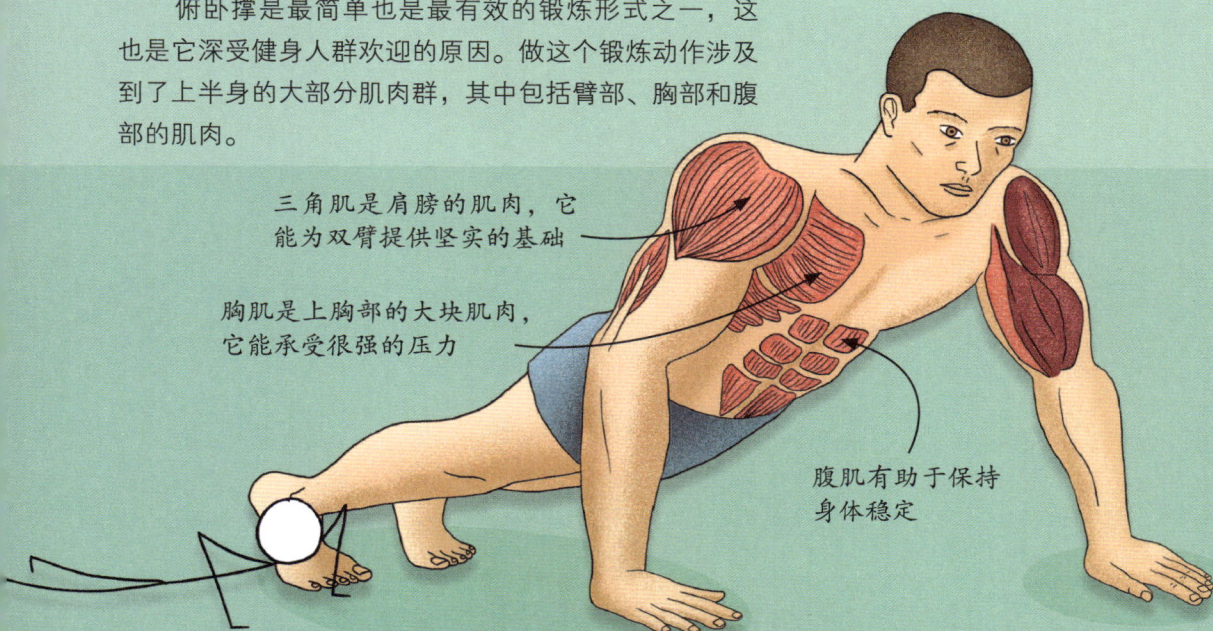

三角肌是肩膀的肌肉，它能为双臂提供坚实的基础

胸肌是上胸部的大块肌肉，它能承受很强的压力

腹肌有助于保持身体稳定

41

肌肉内部的构造

骨骼肌从肌肉一端延伸至另一端的纤维束获取力量。有些肌肉只由几百根纤维制成，而另一些肌肉由数十万根纤维制成。然而，不论其纤维数量的多少，肌肉都具有超强的力量。

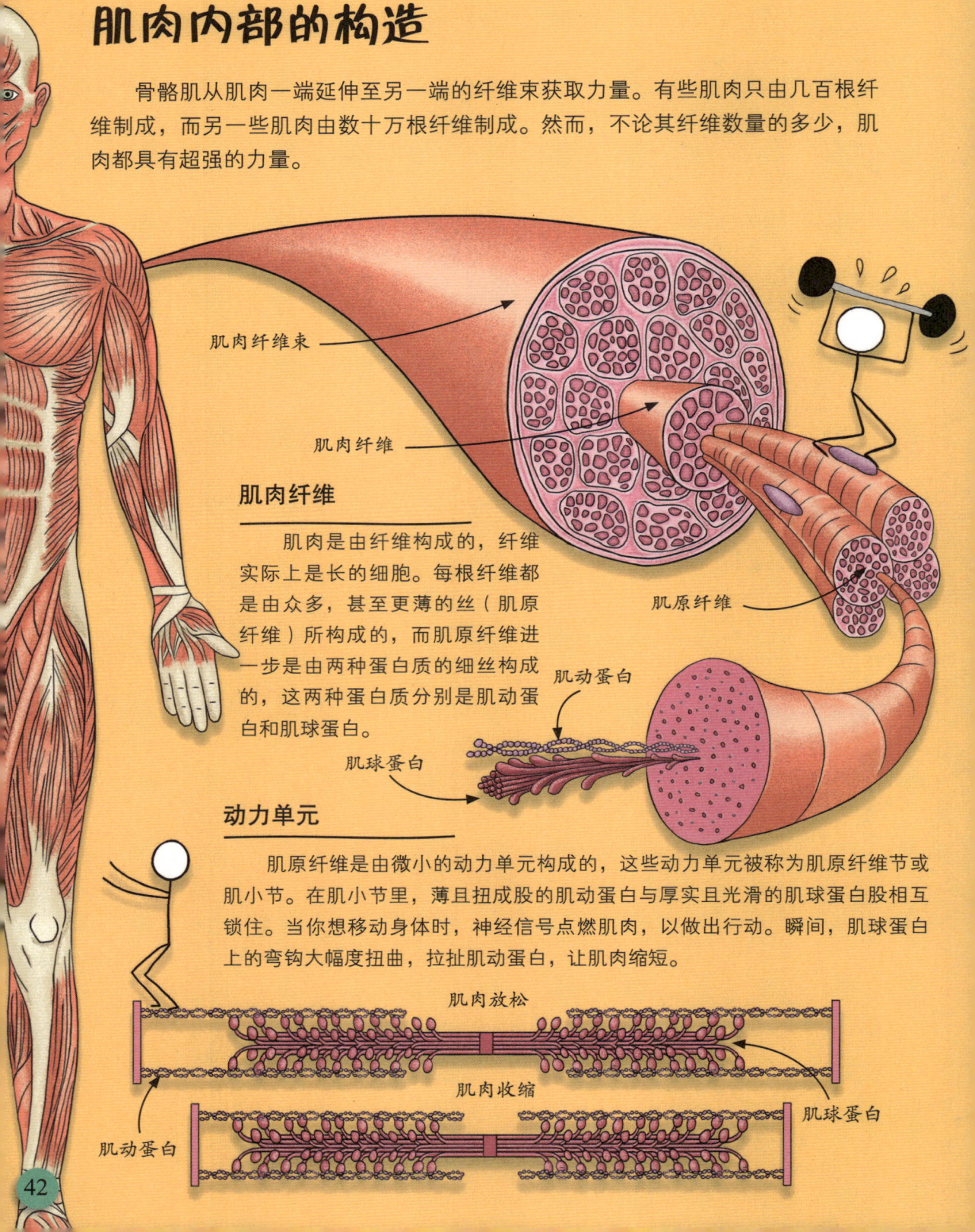

肌肉纤维束

肌肉纤维

肌肉纤维

肌肉是由纤维构成的，纤维实际上是长的细胞。每根纤维都是由众多，甚至更薄的丝（肌原纤维）所构成的，而肌原纤维进一步是由两种蛋白质的细丝构成的，这两种蛋白质分别是肌动蛋白和肌球蛋白。

肌原纤维

肌动蛋白

肌球蛋白

动力单元

肌原纤维是由微小的动力单元构成的，这些动力单元被称为肌原纤维节或肌小节。在肌小节里，薄且扭成股的肌动蛋白与厚实且光滑的肌球蛋白股相互锁住。当你想移动身体时，神经信号点燃肌肉，以做出行动。瞬间，肌球蛋白上的弯钩大幅度扭曲，拉扯肌动蛋白，让肌肉缩短。

肌肉放松

肌肉收缩

肌动蛋白

肌球蛋白

等张收缩和等长收缩

当肌肉移动身体的一部分时，它就会缩短。当这种情况发生在跑步时，它被称为等张收缩。

然而，有些时候，肌肉在缩短的情况下会拉住身体保持不动，它被称为等长收缩。

拉（等张收缩）

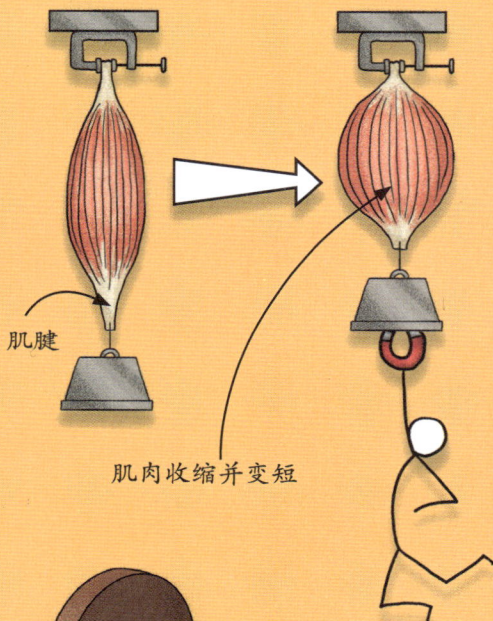

持握（等长收缩）

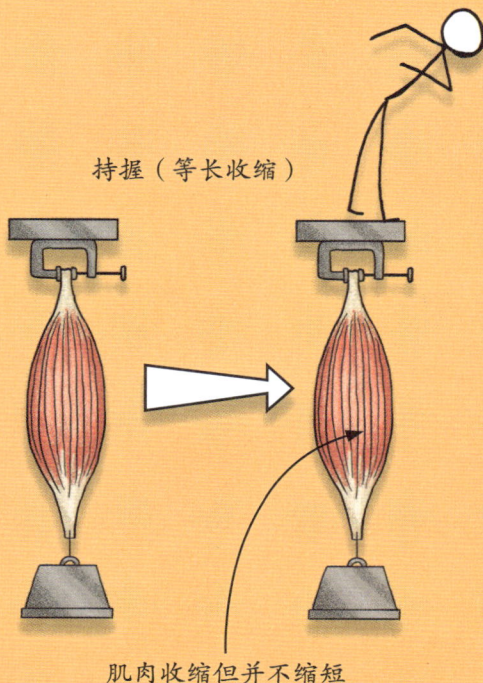

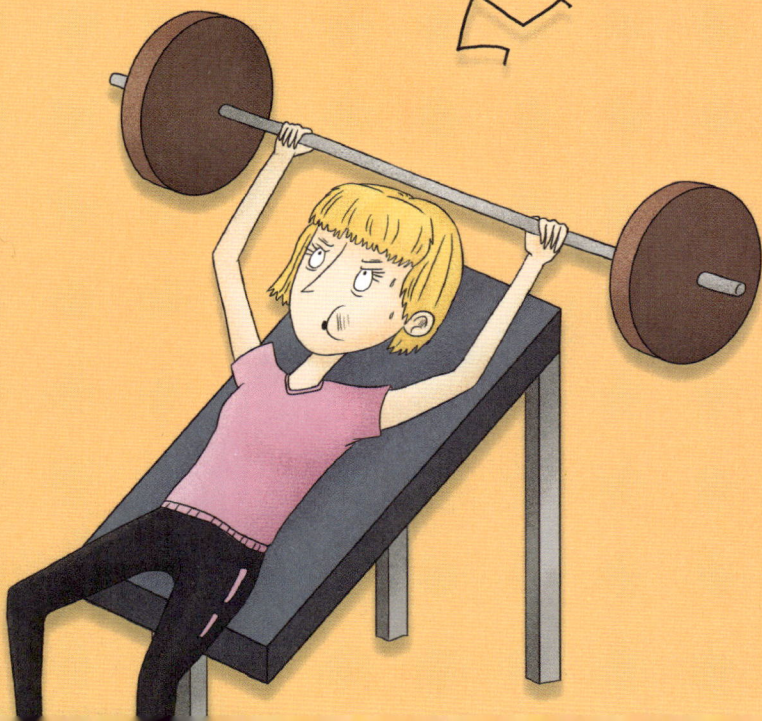

肌腱

肌肉收缩并变短

肌肉收缩但并不缩短

举重时发生的等长收缩

当肌肉收缩时，它们的长度会缩短近一半。然而，当肌肉采用等长收缩的方式工作时，它们只是变得更粗壮，保持相同的长度。当举重运动员把杠铃举过身体并保持静止时，发生的就是等长收缩。

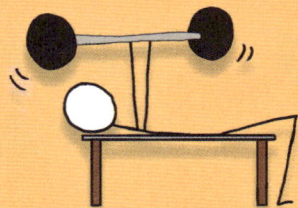

如何变得强壮？

专业运动员和爱好运动的人通过刻苦训练才能让身体变得更强壮。他们努力锻炼，以促使肌肉生长，以及能更好的推拉重物。如果肌肉长期得不到锻炼，它们的力量就会逐渐虚弱。

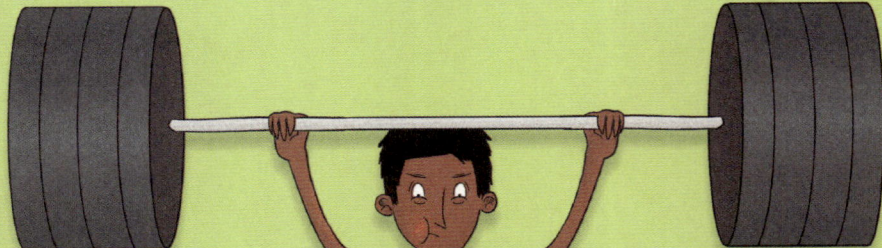

举重训练

当你运动时，就会变得越来越健康，越来越强壮。经常运动能增加肌肉块的体积，从而提高身体素质；它还能增强心肌功能，促使它更好的泵血和向肌肉供应氧气。举重运动员训练时着重于增加肌肉块头，以最大限度的提高肌肉力量；而马拉松运动员着重于耐力训练。

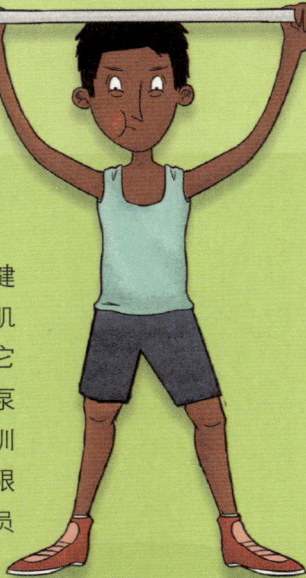

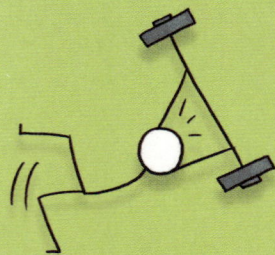

随着肌肉生长，举重运动员的身体形态是如何发生变化的

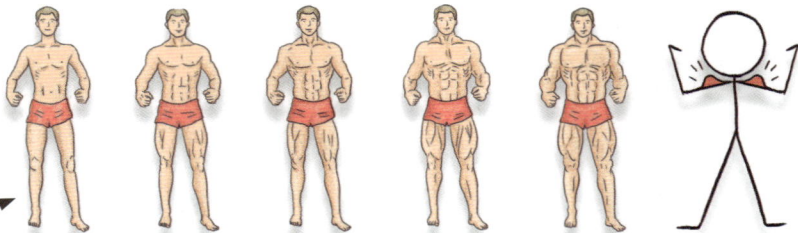

肌肉生长

当你锻炼时，肌肉就会得到生长。最初，肌肉纤维只是变得愈发粗壮。然而，如果你经常锻炼，就会长出新的纤维，肌肉会由此变得更为强壮。流向肌肉的血液供应得以改善，因此它们就能工作更长的时间。

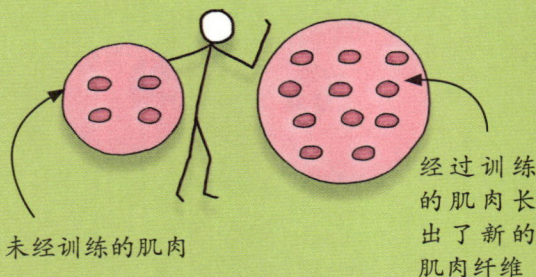

未经训练的肌肉

经过训练的肌肉长出了新的肌肉纤维

快肌纤维还是慢肌纤维

　　肌肉纤维分为两种：白色的和红色的。每种肌肉纤维以不同的速度牵拉或抽动。短跑运动员体内拥有大量白色的肌肉纤维，这种肌肉纤维能快速抽动，从而让他们拥有超强的爆发力；所以它也被称为快肌纤维。相比之下，马拉松运动员体内红色的慢肌纤维数量更多，这就有助于他们锻炼更长的时间。

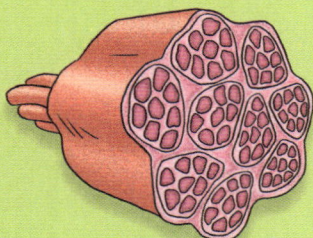

马拉松运动员所拥有的红色的
慢肌纤维

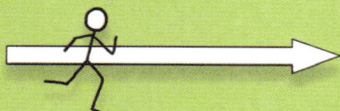

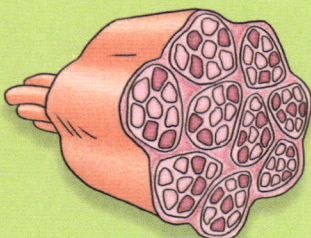

中长跑运动员同时拥有
两种肌肉纤维

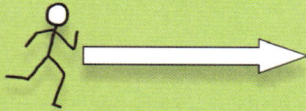

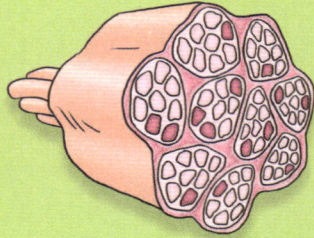

短跑运动员所拥有的
白色的快肌纤维

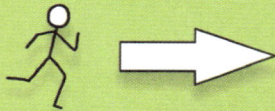

有氧锻炼和无氧锻炼

　　肌肉细胞从食物中的糖和你呼吸的氧气中获取力量。在长途骑自行车的过程中，肌肉细胞缓慢的在有氧状态下工作。这就意味着在锻炼过程中，它们的工作强度比较轻柔，能够吸收氧气。然而，当你短跑时，肌肉工作起来的速度如此之快，以至于身体无法提供足够的新鲜氧气；所以，肌肉在短时间内是在缺氧状态下工作。

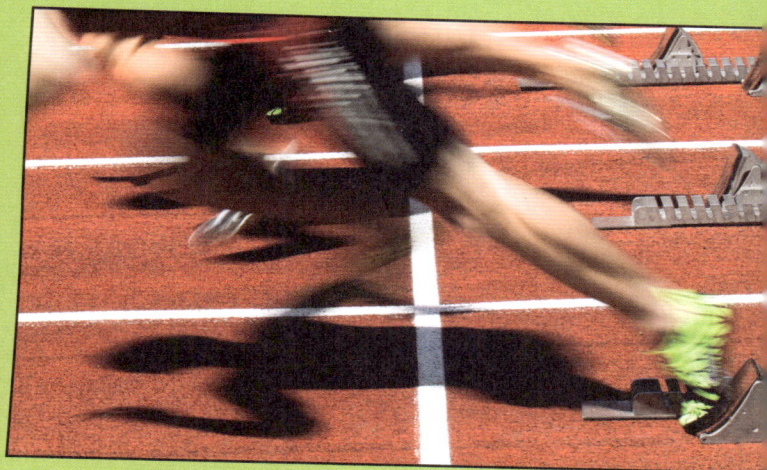

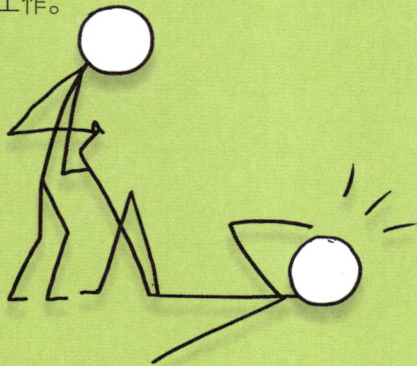

抽筋

　　如果你的身体不够健康，肌肉在缺氧状态下工作的时间过长。此时，乳酸堆积，让肌肉感到酸痛，还有可能抽筋。抽筋是指肌肉疼痛性的痉挛。当神经错误的点燃肌肉时，就有可能抽筋。这通常是由于神经暂时性的缺乏矿物质，以至于它们无法正常工作。

骨架

在皮肤和肌肉下方，你拥有的强壮骨头框架被称为骨架。它能把你的身体拼接在一起，为你用来移动的肌肉提供定位点，支持皮肤和其他组织，保护心脏、大脑和其他组织。

人的骨架

你的骨架是由 200 多块骨头所构成的。颅骨、脊柱和胸廓构成了中轴骨，肩膀、双臂、双手、臀部和双腿连接到中轴骨上，它们被称为附肢骨骼。

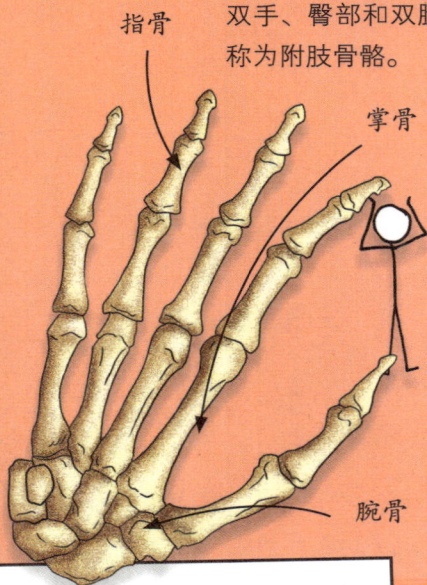

指骨

掌骨

腕骨

手骨

每只手各有 27 块骨头，占到了全身骨骼数量的四分之一。这就是双手能够比身体的其他任何部位更为灵巧的移动的原因所在。手骨在指关节处形成了关节。

颧骨

锁骨

胸骨

股骨

膝盖骨

胫骨

腓骨

头骨

与其他动物不同，人类的头骨是圆形的。考古学家通过考察他们所发现的远古时期的头颅的形状变化，可以追踪记录出人类在遥远的过去是如何发展的。他们可以查明头盖骨如何生长，从而为大脑提供了更宽阔的空间。

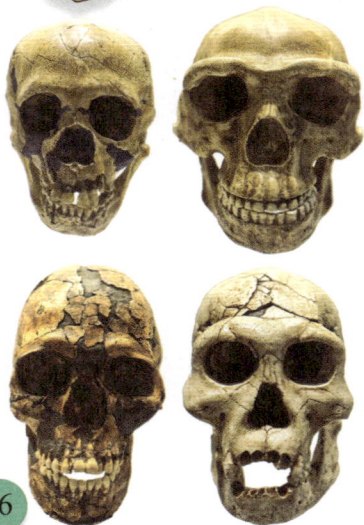

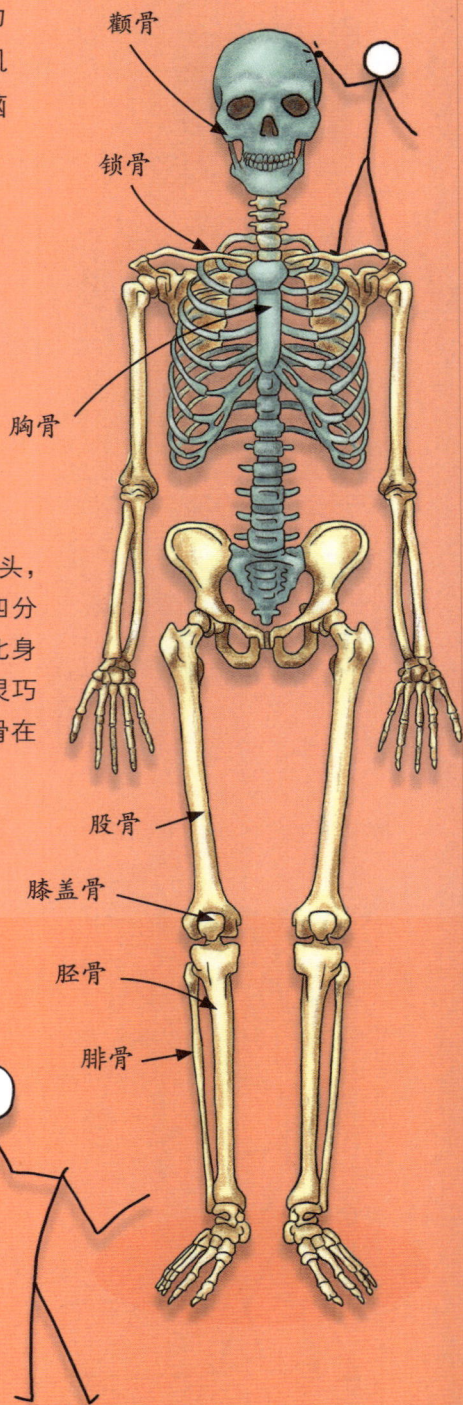

46

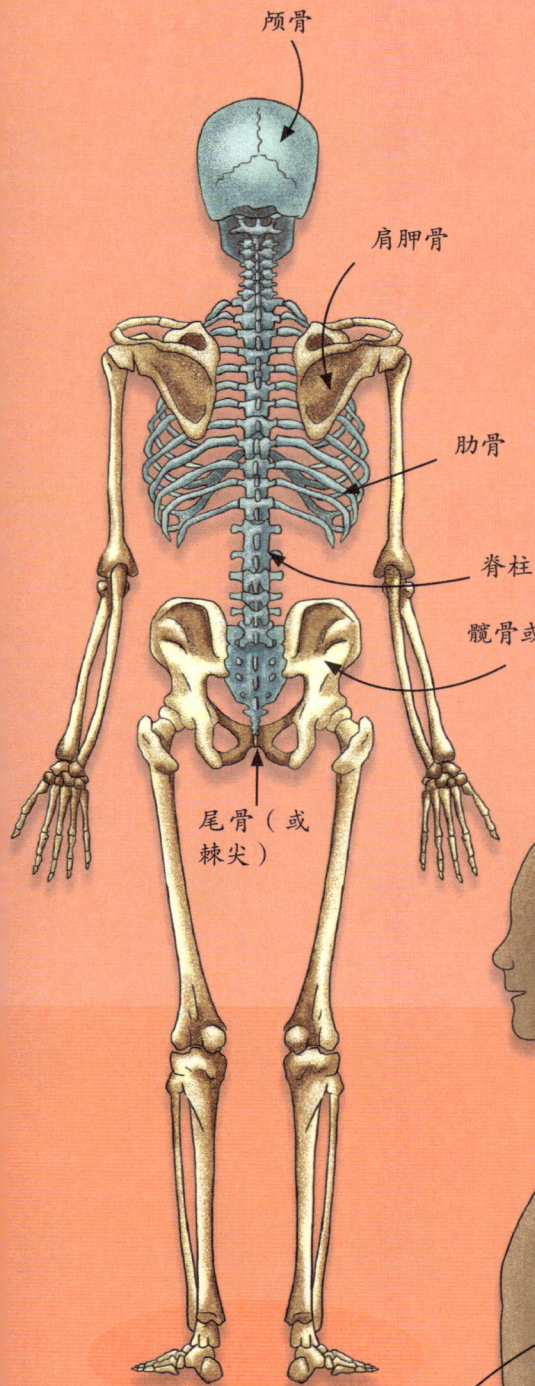

颅骨

肩胛骨

肋骨

脊柱

髋骨或骨盆

尾骨（或
棘尖）

软骨盘

足骨

　　每只脚各有 26 块骨头。它们形成了三组骨头：趾骨、跖骨和跗骨。

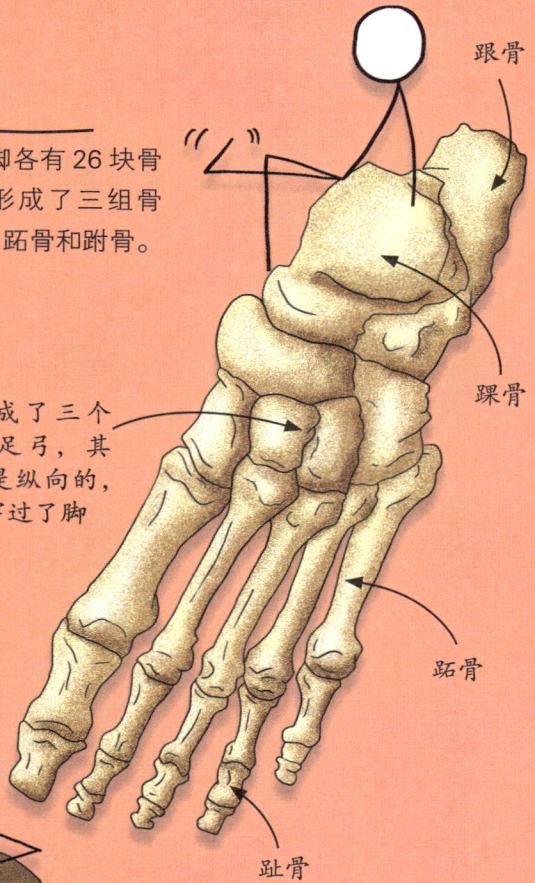

跟骨

踝骨

跗骨形成了三个强壮的足弓，其中两个是纵向的，另一个穿过了脚

跖骨

趾骨

脊梁骨

　　脊梁骨是沿着后背向下一排排相互连接的 33 块骨头。脊椎骨呈鼓形，由果酱状的软骨薄盘（也称椎间盘）所分隔开。它们之间的相互运动足以让后背弯曲。经过练习，体操运动员能把他们的腰弯得很深。

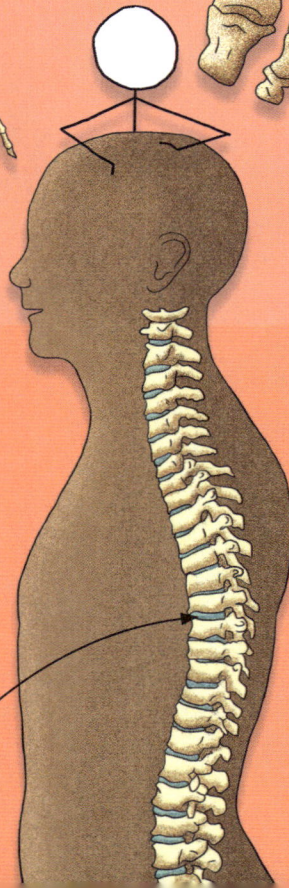

强壮的骨头

骨头真得很轻，因为它们大部分是中空的；然而，骨头的力量超级强壮，因为它们是由坚硬的矿物质和弹性纤维构成的，很难折断。

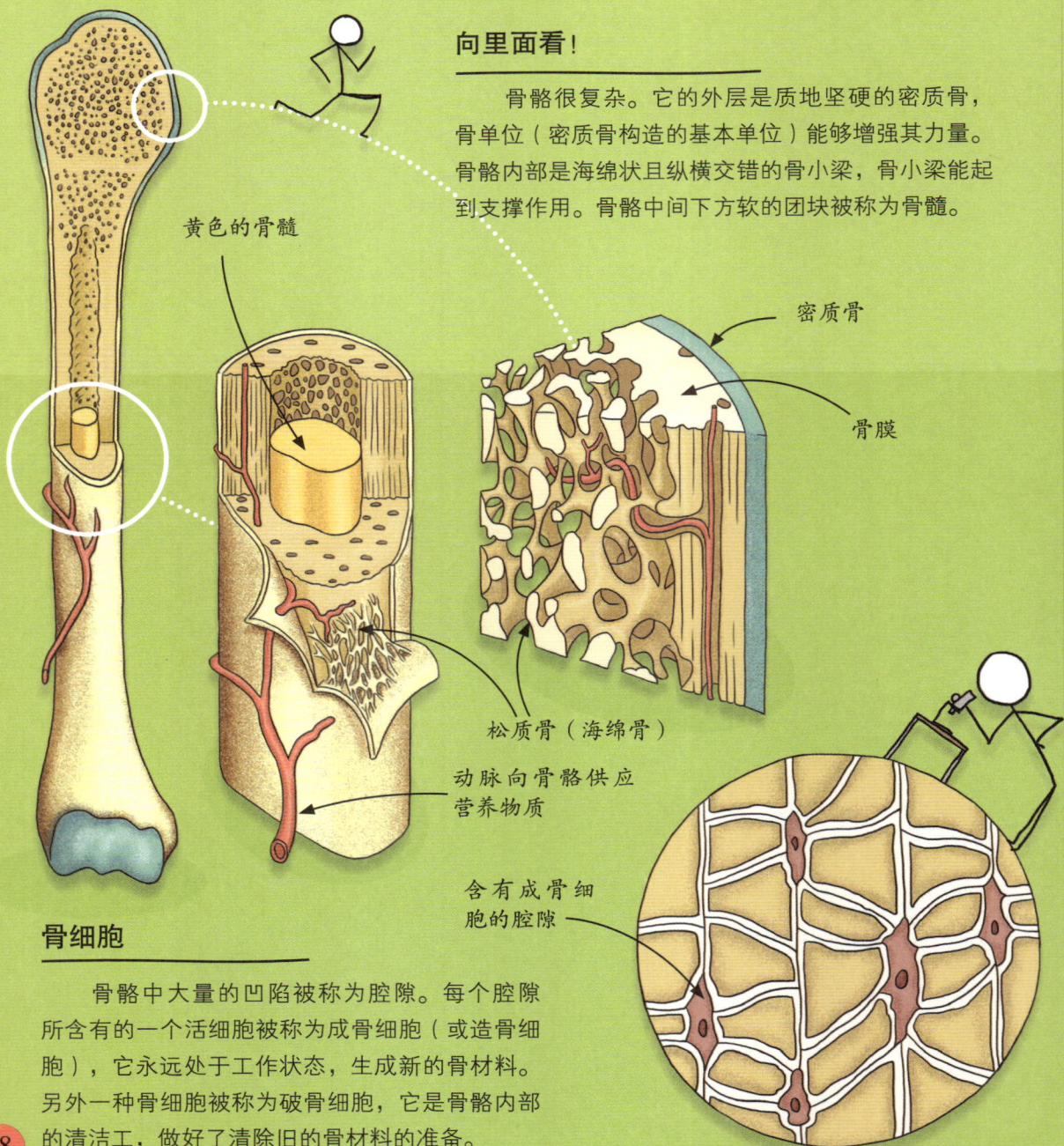

向里面看！

骨骼很复杂。它的外层是质地坚硬的密质骨，骨单位（密质骨构造的基本单位）能够增强其力量。骨骼内部是海绵状且纵横交错的骨小梁，骨小梁能起到支撑作用。骨骼中间下方软的团块被称为骨髓。

黄色的骨髓

密质骨

骨膜

松质骨（海绵骨）

动脉向骨骼供应营养物质

含有成骨细胞的腔隙

骨细胞

骨骼中大量的凹陷被称为腔隙。每个腔隙所含有的一个活细胞被称为成骨细胞（或造骨细胞），它永远处于工作状态，生成新的骨材料。另外一种骨细胞被称为破骨细胞，它是骨骼内部的清洁工，做好了清除旧的骨材料的准备。

红血球

白血球

血小板

骨髓

造血工厂

骨骼的中空部位含有的柔软、海绵状的物质被称为骨髓。有些骨髓是红色的，看起来很血腥；另一些骨髓是黄色的，看起来油腻多脂。红色的骨髓是身体的造血工厂，它们不间断的快速生成大量新的血细胞。

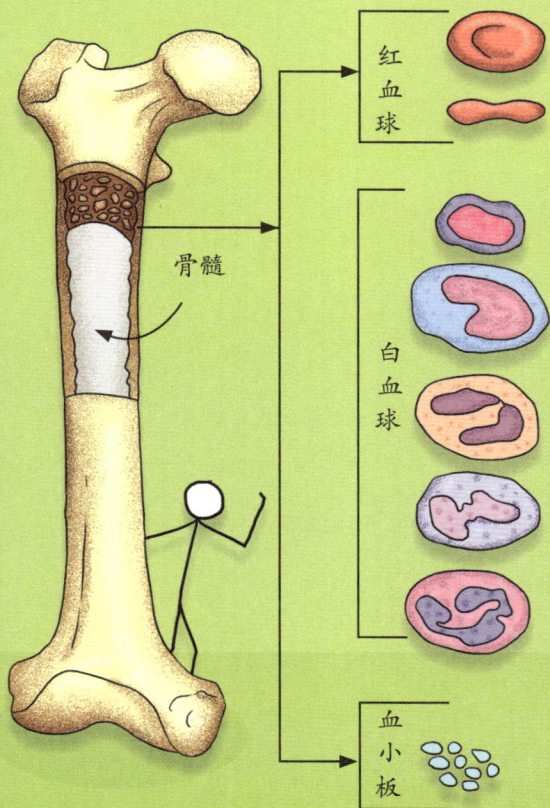

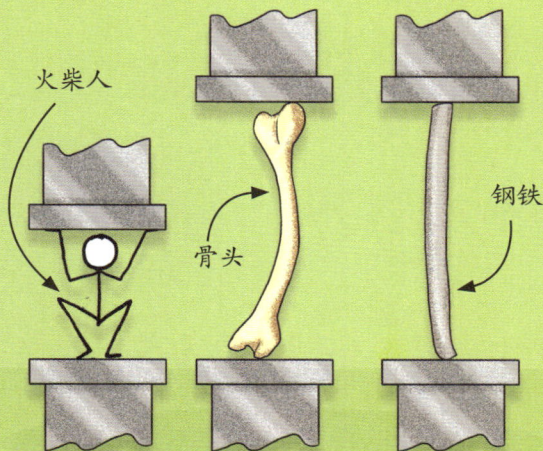

火柴人

骨头

钢铁

骨骼与钢铁谁更硬

人们有时说相同重量的骨骼比钢铁还硬，这种说法并不正确。相同体积的骨骼份量比较轻，钢棒可比骨头硬多了。尽管如此，骨骼在比较轻的同时又足够硬，这就能让你的身体能够四处移动。

破碎的骨头

虽然骨骼较为强壮，但有时它也会骨折。然而，令人惊奇的是，大部分的骨折能够愈合。首先，身体先止住血；随后，蛋白质传唤破骨细胞来清除骨骼碎片，这样成骨细胞就能开始制造新的骨材料来让骨折愈合。

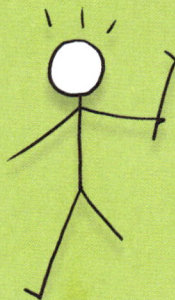

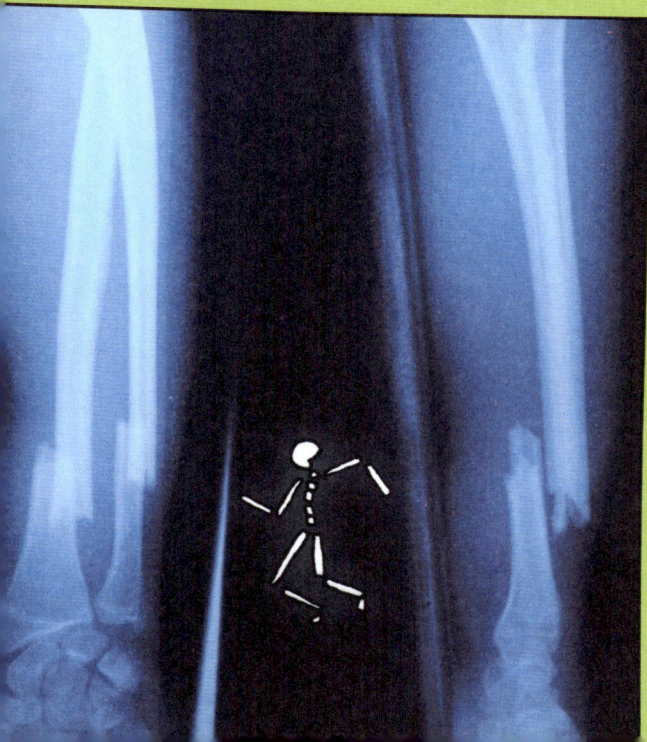

移动的身体部位

　　即使骨骼是难以置信的强壮，由于关节的存在，骨骼也能够完全朝几乎任何方向移动。关节是骨头相遇的部位。除了喉咙的舌骨，所有的其他骨头都与别的骨头形成了关节。

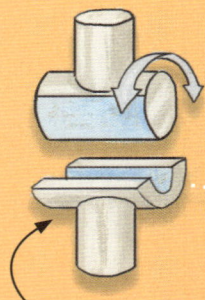

旋转关节：颈部的旋转关节能让你轻松自如的转动头部

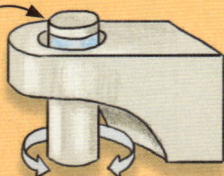

椭圆关节：在每根食指底部都有一个椭圆关节，它能让你弯曲和伸直这根手指，并来回摇晃

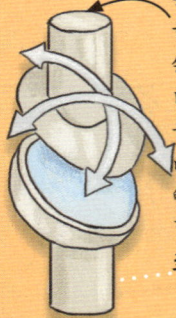

铰链关节：手指、肘部、脚踝和脚趾的铰链关节只能向两个方向摆动，就像是一扇安装了铰链的门。然而，它们的力道也足够强壮。当你握拳或弯曲脚趾时，就会用到铰链关节

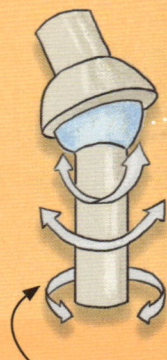

鞍状关节：拇指底部的关节就是鞍状关节。在这里，两块马鞍形的骨头紧贴在一起，这就让拇指可以前后左右的来回摇动。虽然这个关节比较强壮，但并不能做太多的旋转动作

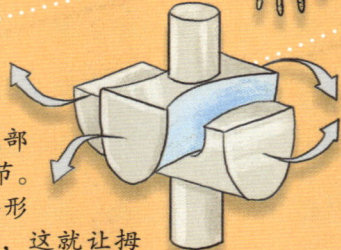

杵臼关节（或称球窝关节）：臀部和肩膀是你最灵活的关节。球窝关节能让你的双臂和双腿在不同方向上自由摆动

滑动关节：它是由韧带连接在一起的两块扁平骨头，但连接足够松散得让它们滑过彼此，所以被称为滑动关节。手腕和脚踝上的有些骨头就是这样移动的

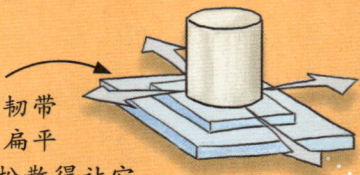

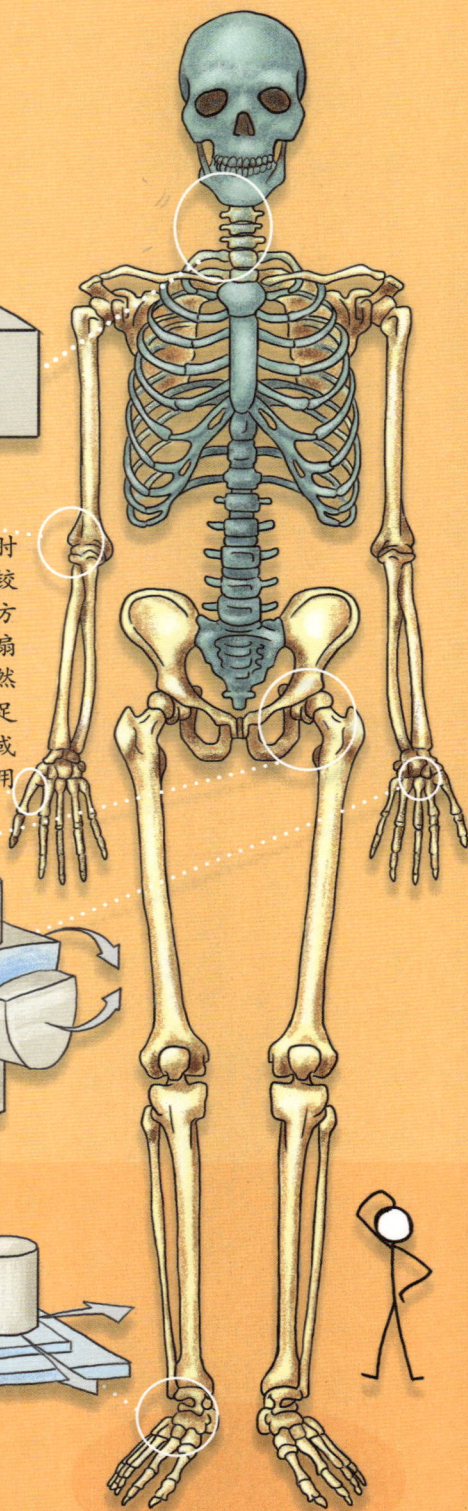

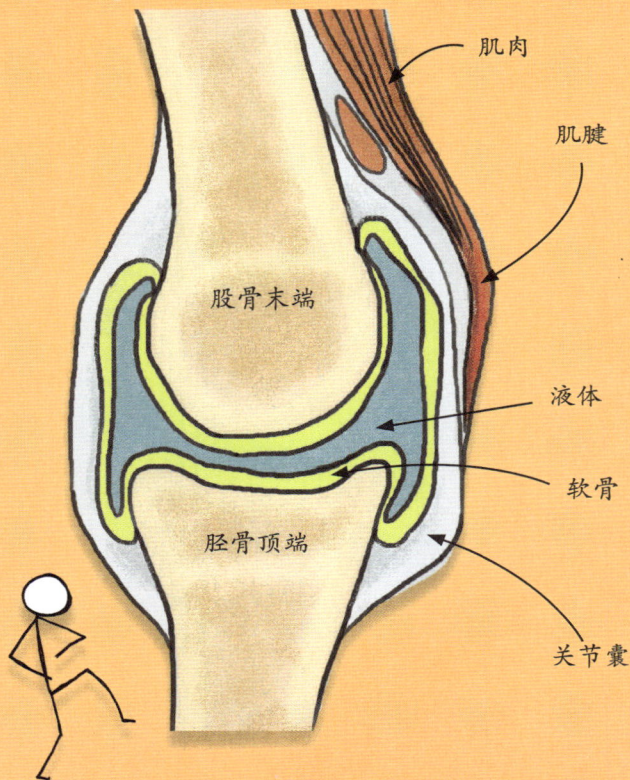

肌肉

肌腱

股骨末端

液体

软骨

胫骨顶端

关节囊

膝关节

　　膝盖是一种特殊的铰链关节。它能像所有的铰链关节那样弯曲，但也可以稍微旋转。它由膝盖骨所保护，并由弹性的软骨和液体所包围，后者能起到缓冲和润滑的作用。

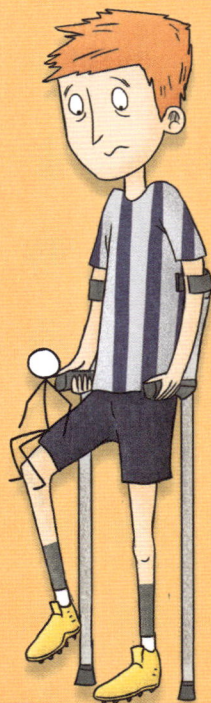

膝关节损伤

　　膝关节特别容易受到损伤。很多运动员因为膝关节损伤而导致其职业生涯受到严重挫折。最常见的是韧带损伤，它是由于膝关节急剧扭转所造成的。

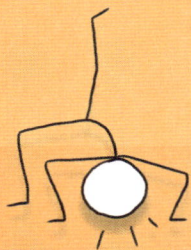

弯曲的骨头

　　韧带通常限制了骨骼的移动。但是，通过练习，有些柔软体操运动员能够充分拉伸韧带，并把身体弯曲成各种奇怪的形状。然而，骨头是不能弯曲的，他们只是关节移动的范围比正常人大而已。

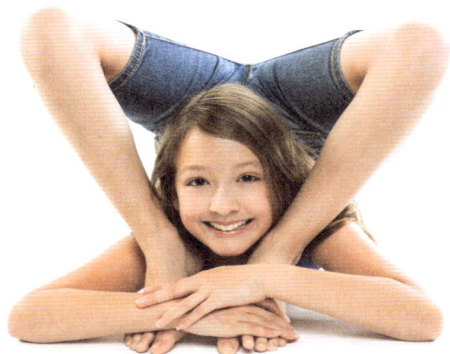

骨头如何被固定

　　骨骼之间的连接是由肌肉短而强壮的纤维（被称为韧带和肌腱）来完成的。韧带附着在关节两侧的骨头上，并把它们连接在一起。肌腱把肌肉固定在骨骼上。

手部肌肉

　　你的双手分布着大量强壮的韧带和肌腱，它们能让你拥有超强的握力。移动手指的肌肉根本不在手上，而是在臂部，被肌腱所连接。如果你张开手指，就能在手背上清楚的看到脊状突起的肌腱。右侧是手掌的示意图。

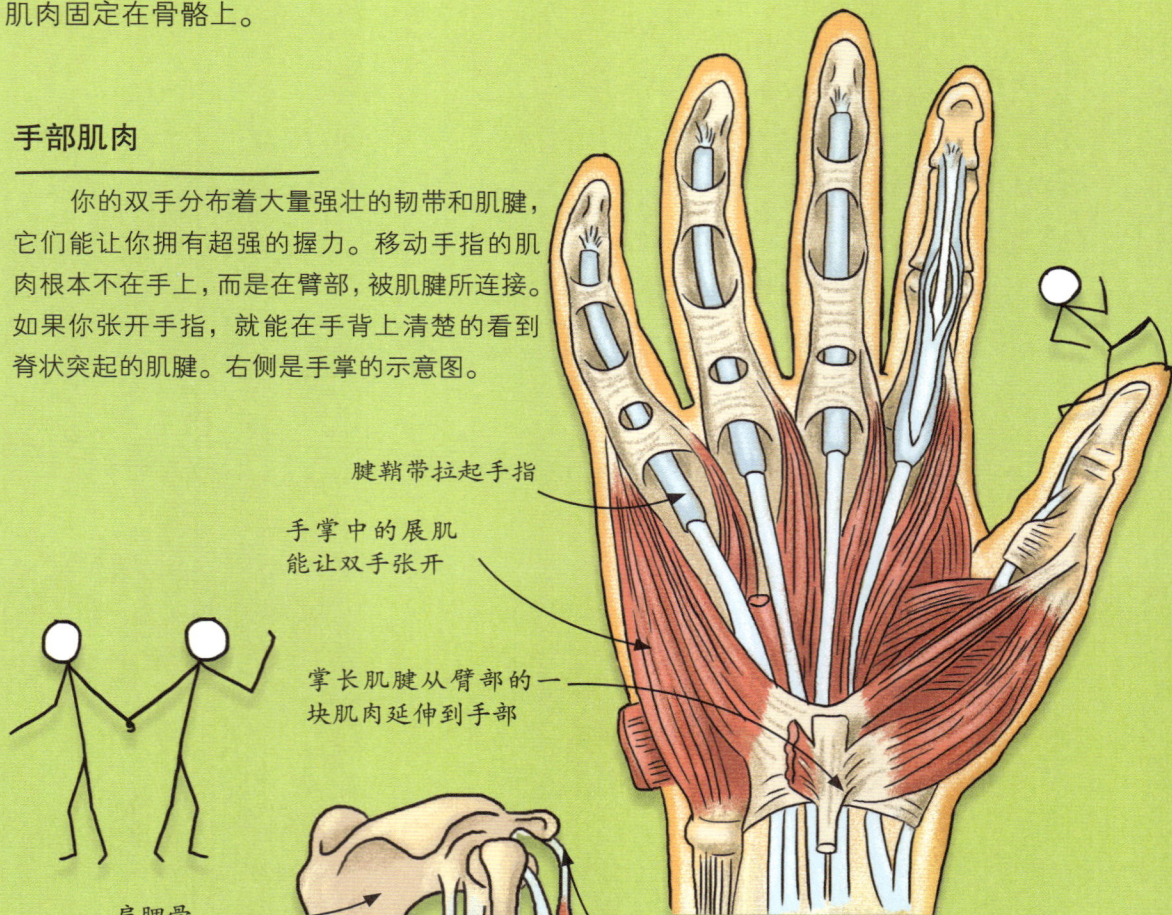

腱鞘带拉起手指

手掌中的展肌能让双手张开

掌长肌腱从臂部的一块肌肉延伸到手部

肩胛骨

肱三头肌

肌腱

肱二头肌

桡骨

桡骨粗隆

臂部肌肉

　　臂部肌肉通过两侧的肌腱附着在骨头上。肱二头肌附着在肌腱上，连到部分桡骨上（桡骨粗隆），它是肘关节附近骨头上的一个小肿块。

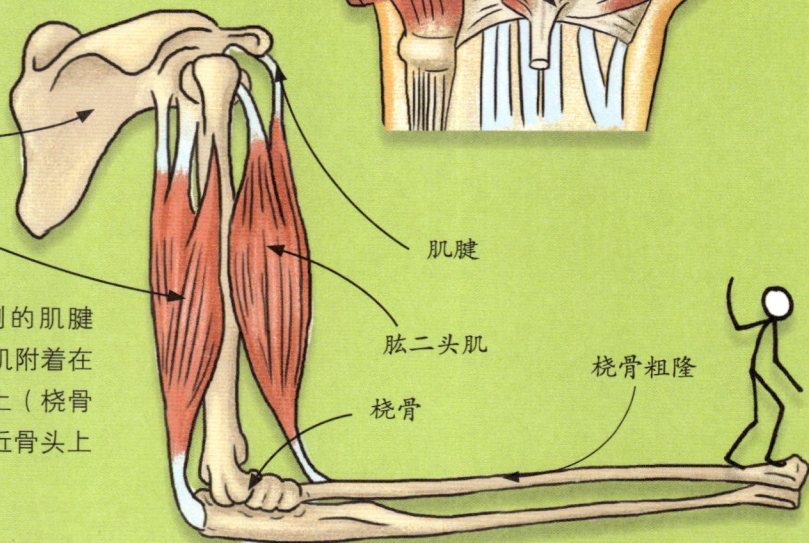

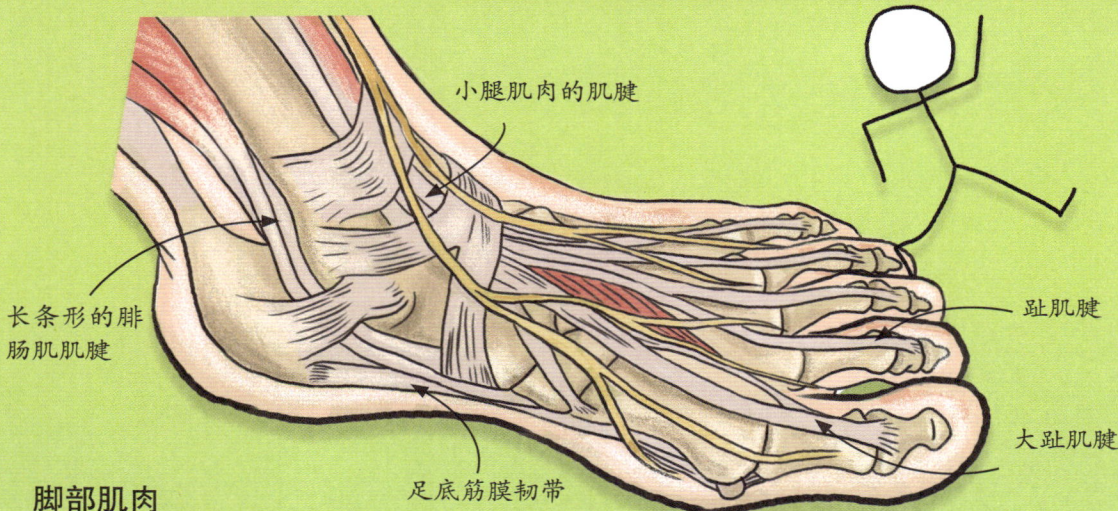

小腿肌肉的肌腱

长条形的腓
肠肌肌腱

趾肌腱

大趾肌腱

脚部肌肉

足底筋膜韧带

　　脚上的肌腱和韧带必须特别强壮，因为它们必须承担你的全部体重，并为你的双脚用于跑步和跳跃提供弹性。关键的韧带是足底筋膜，它能让双脚拥有足弓。通过拉伸和伸缩，足底筋膜能让足弓弯曲或变平，这样你就能保持身体平衡和行走。

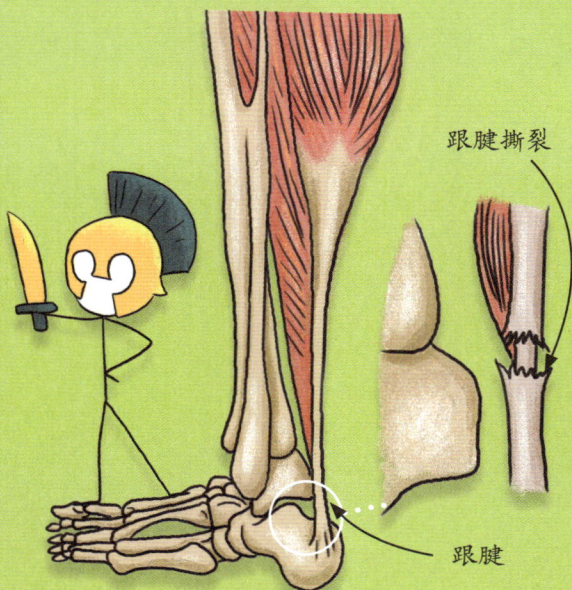

软骨关节

　　软骨是一种不可思议的弹性材料，它能减轻骨骼末端受到的冲击力，防止骨骼受到损伤。皮肤下方、耳朵和鼻子是由一种特殊的超软软骨构成的，它们被称为弹性软骨。

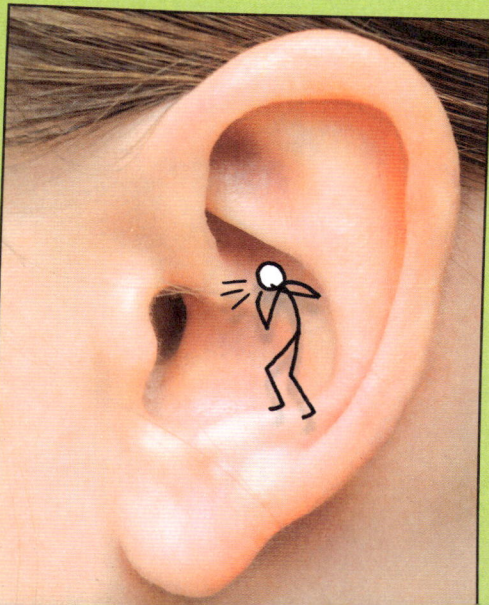

跟腱撕裂

跟腱

阿喀琉斯腱（跟腱）

　　当古希腊英雄阿喀琉斯还是个婴儿时，他的母亲把他浸泡在一条神奇的河流中，以让他刀枪不入。然而，水从未到达过母亲握住孩子的脚后跟处。后来，在一场战斗中，阿喀琉斯脚踝位置的肌腱被箭射中了，从而导致他由于伤口感染而死亡。这就是阿喀琉斯腱得名的缘由。但是，这根肌腱实际上是相当强壮的。

53

头骨

头骨是圆屋顶形的坚硬骨头，它能对大脑起到保护作用。尽管它看起来像是一整块骨头，但实际上是由 22 块骨头被骨缝这种刚结点粘结在一起的。

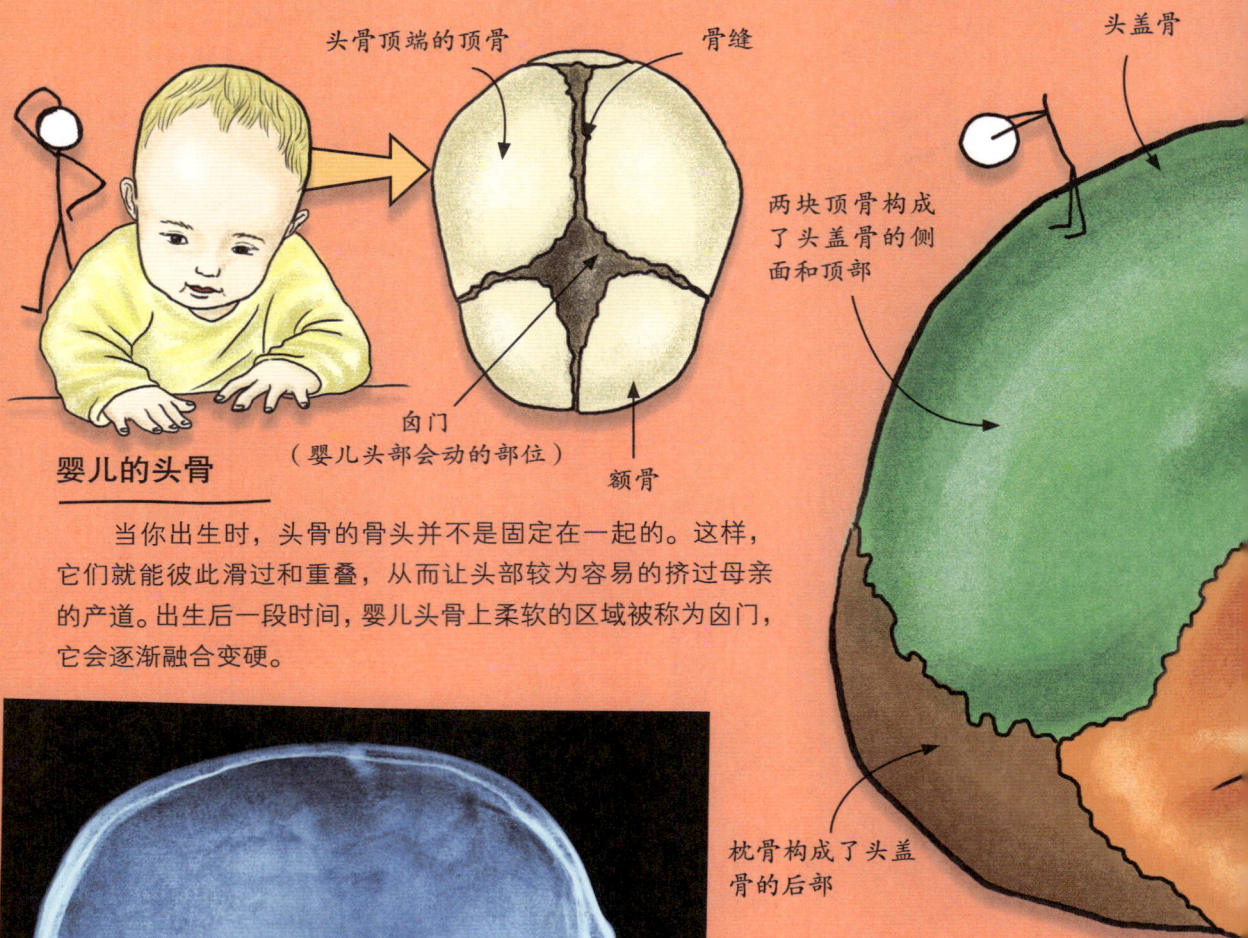

头骨顶端的顶骨

骨缝

头盖骨

两块顶骨构成了头盖骨的侧面和顶部

囟门
（婴儿头部会动的部位）

额骨

枕骨构成了头盖骨的后部

婴儿的头骨

当你出生时，头骨的骨头并不是固定在一起的。这样，它们就能彼此滑过和重叠，从而让头部较为容易的挤过母亲的产道。出生后一段时间，婴儿头骨上柔软的区域被称为囟门，它会逐渐融合变硬。

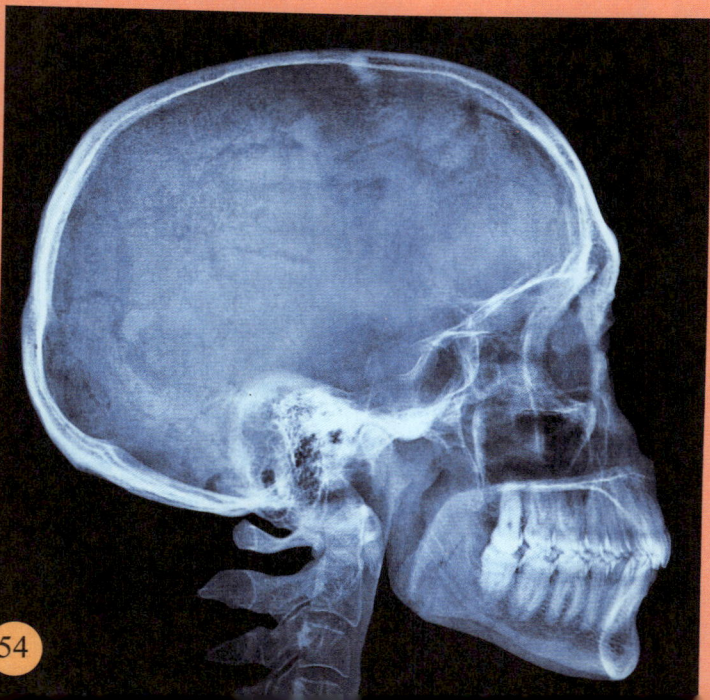

大脑内部的构造

头骨为大脑提供了如此有效的保护，以至于我们很难知道大脑内部发生了什么。这就是医生要求病人做 X 光照片和大脑扫描检查的重要性所在。这些检查方法能让医生和科学家看清楚大脑里面发生的事情，以检查它是否受到了损伤，并更多的了解里面到底发生了什么。

脑壳

　　头部顶端盛放大脑的圆屋顶部位被称为头盖骨。它由八块弯曲的骨头沿骨缝融合在一起。其余的头盖骨包括面部的 14 块骨头，其中包括下颚，它是头盖骨中唯一一块能移动的骨头。

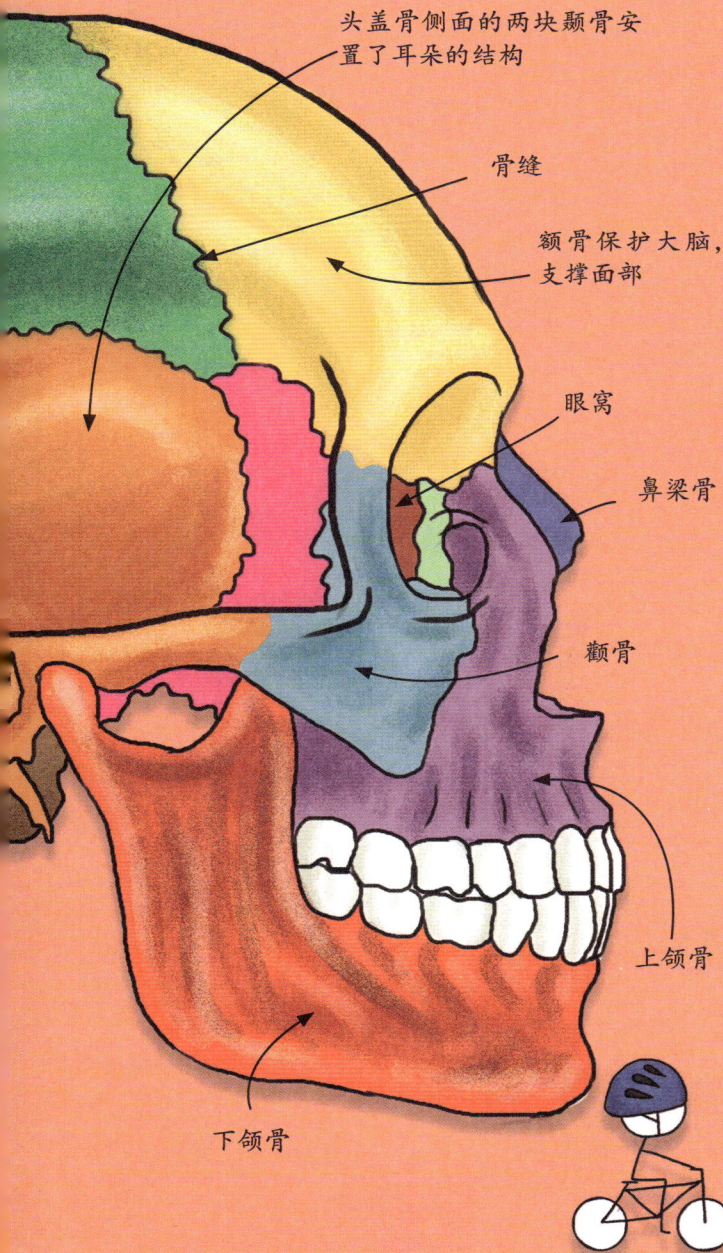

头盖骨侧面的两块颞骨安置了耳朵的结构

骨缝

额骨保护大脑，支撑面部

眼窝

鼻梁骨

颧骨

上颌骨

下颌骨

脑洞

　　在古代，很多人在头部钻孔，即在头盖骨上钻一个大洞。这么做很危险，而且肯定是难以置信的疼痛。没有人知道他们为什么这样做。这些"脑洞大开"的人可能认为这么做能防止疾病发作，或是让邪恶的灵魂排出来。

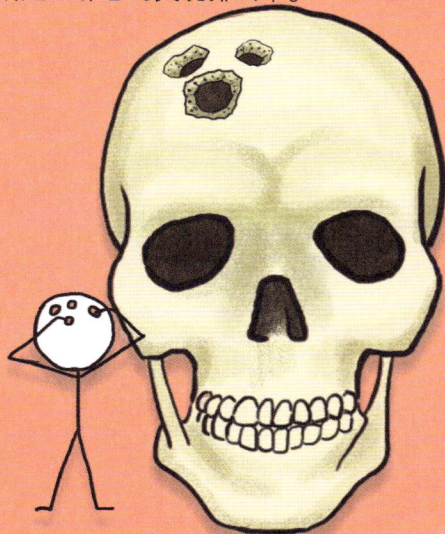

头盔

　　头盖骨为脆弱和纤细易损的大脑提供了强有力的保护。然而，如果你的头部受到了严重撞击，头盖骨就不够用了。这就是你在骑自行车或从事容易重重摔倒的运动时一定带安全头盔的原因。

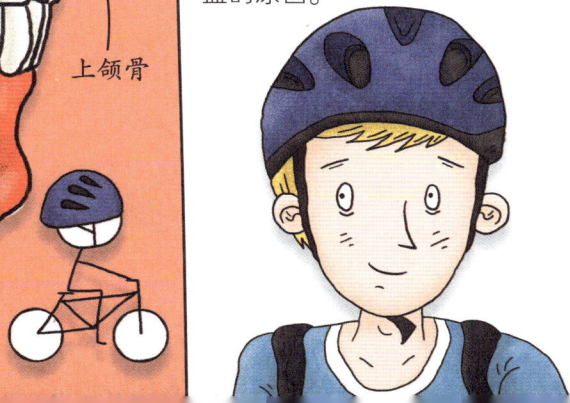

肌肉和骨骼的历史

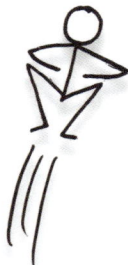

很长一段时间以来，科学家对肌肉和骨骼方面的知识知之甚少。它看上去如此简单和明显，以至于没有人费劲心思去深入考察。只有艺术家才仔细观察肌肉，这样他们才能知道如何准确的绘画人物。然而，科学家逐渐意识到在肌肉和骨骼方面还有很多知识要了解。

公元纪年162年

罗马医生伽林正确识别出股骨是身体中最长和最强壮的骨骼。但是，由于骨头是白色的，因此他认为骨头是由已经固化的白色体液构成的。

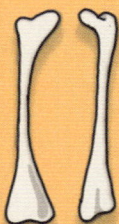

1630年

法国思想家勒内·笛卡尔开始进一步深入研究肌肉如何工作。他用机械运行的原理来描绘肌肉。笛卡尔将肌肉和肌腱描绘为能使神经运动起来的装置和弹簧。

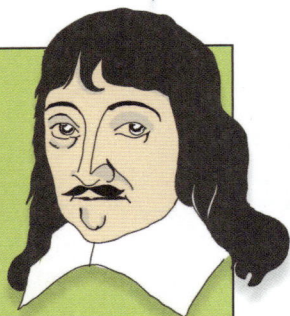

| 500 CE | 1600 | 1700 |

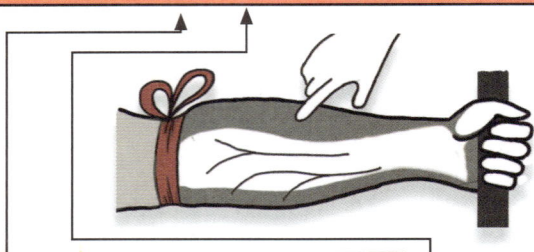

1653年

英国医生威廉·哈维是首位将肌肉描述为纤维束的医学家。同时，他也理解了肌肉是通过收缩和放松来发力。

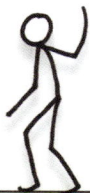

1510年

伟大的意大利艺术家达·芬奇用他特别细致的眼睛观察人体的每一处细节，精确的描绘出了肌肉和骨骼的图纸，这太令人惊奇了！现在已经得到普遍应用的电子人体扫描技术显示出他的描绘非常准确。

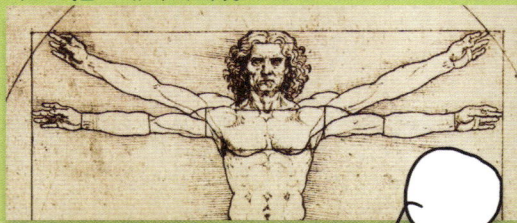

1543年

比利时医生安德雷亚斯·维萨里是首位为了科学的绘制人体解剖图而切割尸体的人。他的名著《人体构造》首次细致准确的描绘出了所有的肌肉和骨骼。

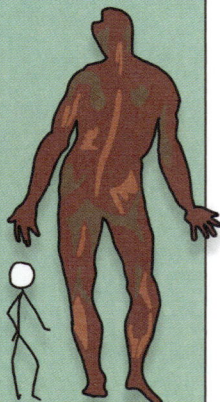

1792年

当时的日本不允许人们保存真实的骨骼。因此，实习医生都是从木制模型中学习有关骨骼的全部知识。

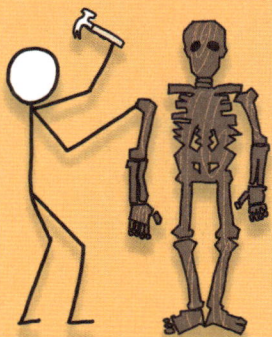

1864年

德国科学家威廉·库恩发现了肌球蛋白，它是让肌肉收缩的两种关键蛋白之一。他认为只有在肌肉收缩时才会发生这种现象。

1954年

英国生物学家安德鲁·赫胥黎和其他研究者推算出肌肉收缩是由于肌动蛋白细丝与肌球蛋白粗丝相互滑动的结果。这就是所谓的"纤丝滑动学说"。

1942年

匈牙利科学家布鲁诺·施特劳发现了肌动蛋白，它是让肌肉收缩的另一种重要蛋白。

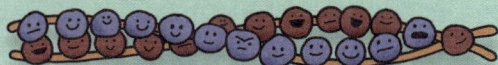

1800 1900 2000

1895年

德国物理学家伦琴发现X光照片能够看到身体里面发生的事情，并首次给活人拍了X光照片。这一技术让医生很容易看清骨头是否骨折了。

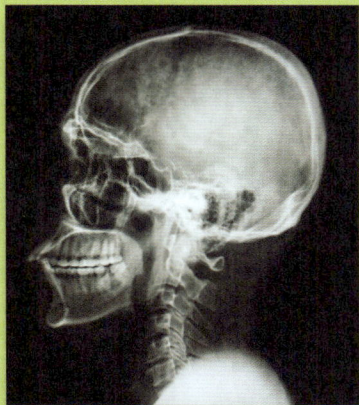

1968年

骨髓是制造新的血细胞的地方。因此，任何对骨髓的伤害都会对人体健康造成破坏性的影响。1968年，医学家首次成功的完成了将健康的骨髓移植到受损的骨骼之中的手术。

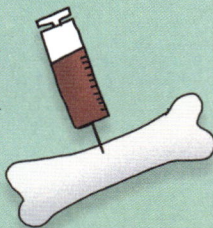

20世纪40年代

美籍匈牙利生物化学家圣捷尔吉开始探索不同的化学物质在解释肌肉收缩方面所起到的作用。

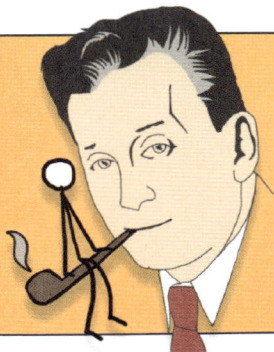

有关肌肉和骨骼更多的事实

脖子

胸锁乳突肌是沿着颈部两侧向下的一块大肌肉。这块肌肉能旋转头部，它是人类独有的肌肉。因此，当电影制作人想创造一个好的外星人形象时，他们通常要把这块肌肉表现得活灵活现，以帮助你认同这个角色。

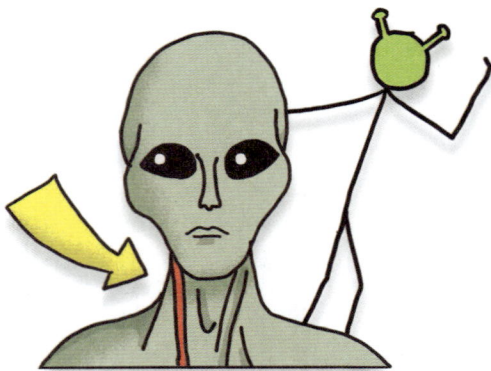

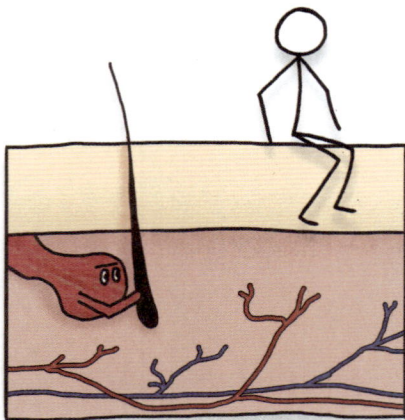

肌肉的数量

没有人能真正知道人体内到底有多少块肌肉。它完全取决于你如何给肌肉计数。按摩专家在日常执业过程中要处理 200~300 块骨骼肌。解剖专家能识别出 400 块左右的肌肉。还有数百万块能竖起毛发的微小肌肉，身体深处还有数十亿块平滑肌，如肠道内的平滑肌。

骨头的数量

没有人确切的知道你现在有多少块骨头。那是你身体的秘密。当你出生时，有约 300 块骨头；随着你的成长，有些骨头融合在一起了。因此，当你成年时，只有 206 块骨头了。到大约 30 岁时，你的骨头变得越沉越密了。

不起眼的肌肉

每只耳朵中都有一块微小的鼓膜张肌。它的工作是拉动耳朵中的锤骨；当你咀嚼时，这么做能防止骨头嘎嘎作响。这样你就不会被自己口腔发出的声音所震聋。当你大声喊叫时，这块骨头也能防止耳朵受到损伤。

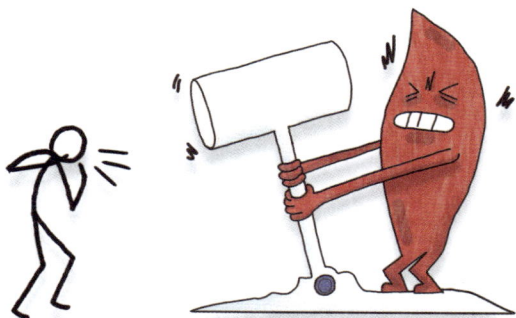

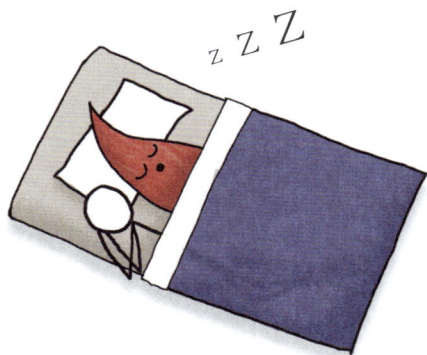

睡眠的力量

我们知道锻炼可以促使肌肉生长。然而，在艰苦的训练结束之后，肌肉在何时生长呢？当你进入深度睡眠状态时，肌肉得到放松，更多的血液得以流动，刺激肌肉生长的激素也能循环起来。

火热的肌肉

肌肉生成了很多热量。当肌肉收缩时，它们生成了大量的热量。这就是当你感觉寒冷时颤抖的原因。身体试图通过收缩和放松肌肉让身体暖和起来。

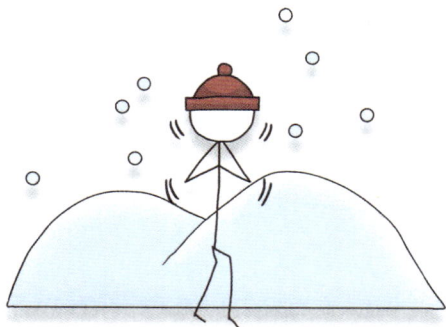

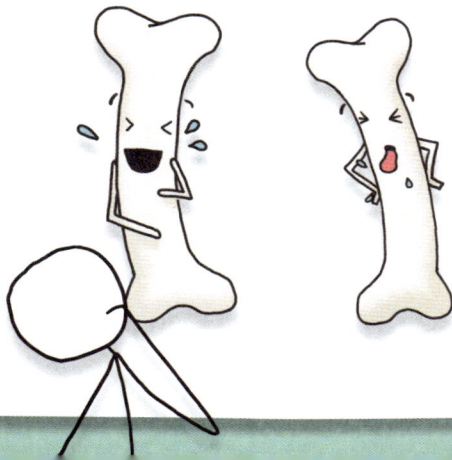

麻筋儿

人们经常说他们被碰到了麻筋儿。其实，它根本不是骨头，而是尺神经。它从内侧穿过了肘关节。不小心碰到了尺神经会引起一种奇怪的刺痛感，甚至会让你的手停止工作片刻。

图书在版编目（CIP）数据

　　日夜工作的肠胃、骨骼与肌肉 / 智慧鸟编绘 . -- 长春 : 北方妇女儿童出版社 , 2020.9
（儿童身体认知奥秘漫画书）
ISBN 978-7-5585-4511-5

Ⅰ . ①日… Ⅱ . ①智… Ⅲ . ①人体—儿童读物 Ⅳ . ① R32-49

中国版本图书馆 CIP 数据核字（2020）第 121988 号

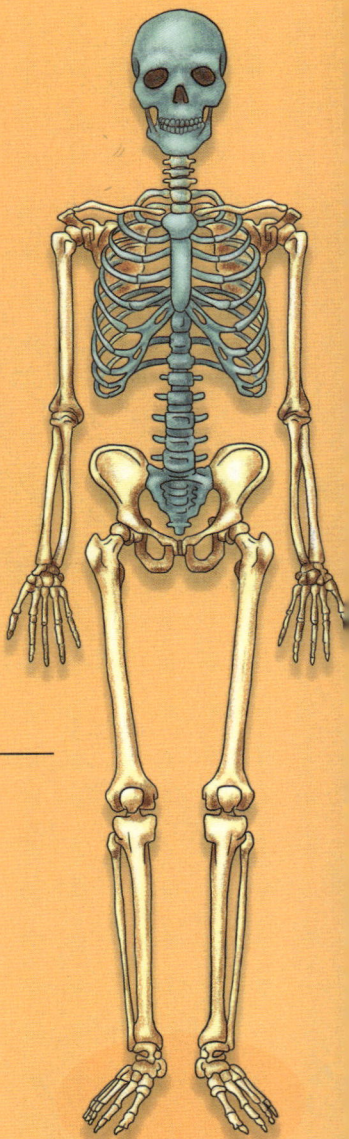

日夜工作的肠胃、骨骼与肌肉

RIYE GONZUO DE CHANGWEI GUGE YU JIROU

出 版 人	刘　刚
策 划 人	师晓晖
责任编辑	曲长军
开　　本	720mm × 1000mm　1/16
印　　张	3.75
字　　数	80 千字
版　　次	2020 年 9 月第 1 版
印　　次	2020 年 9 月第 1 次印刷
印　　刷	吉林省吉广国际广告股份有限公司
出　　版	北方妇女儿童出版社
发　　行	北方妇女儿童出版社
地　　址	长春市龙腾国际出版大厦
电　　话	总编办：0431-81639600
	发行科：0431-81629633
定　　价	18.80 元